Piccoli e Grandi *manuali*/ 35

Piccoli e Grandi
manuali

Cheryl Tuttle, Penny Paquette
So leggere!

Eva Zoller
I nostri piccoli filosofi

Paola Santagostino
Come raccontare una fiaba

Cheryl Tuttle, Penny Paquette
So scrivere!

Dorothée Kreusch-Jacob
La fabbrica dei suoni

Gisela Preuschoff
Come capire e risolvere le paure dei bambini

Cheryl Tuttle, Penny Paquette
So contare!

Evi Crotti, Alberto Magni
Come interpretare gli scarabocchi

Paola Santagostino
I perché dei nostri bambini

Jean-Claude Olivier
Giochi di lotta

Erina Fazioli Biaggio
Bambini davanti alla TV

Earl A. Grollman
Perché si muore?

Helga Gürtler
I bambini hanno bisogno di regole

Hermann Krekeler
Che disordine!

Vicki Lansky
Come dire al vostro bambino 'Ti voglio bene'

Paola Santagostino
Come crescere un bambino sicuro di sé

Annegret Weikert
Piccoli riti di ogni giorno che aiutano a crescere

Vicki Woolf
Giochi di movimento con i nostri bambini

Vicki Lansky
Come essere una mamma davvero speciale

Vicki Lansky
Come essere un papà super

Gisela Eberlein
Le fiabe che rilassano

Nessia Laniado
Mamma, me lo compri?

Nessia Laniado
Parolacce e rispostacce

Nessia Laniado, Gianfilippo Pietra
Le bugie dei bambini

Barbara Briddock
Genitori felici e bambini contenti

Nessia Laniado, Gianfilippo Pietra
Rubabandiera

Nessia Laniado
Come insegnare l'intelligenza ai vostri bambini

Evi Crotti, Alberto Magni
Bambini e paure

Nessia Laniado
Mamma, non ho sonno

Nessia Laniado
Bambini irrequieti e genitori disperati

Nessia Laniado
Bambini gelosi

QUESTO LIBRO

Il rapporto distorto del bambino con il cibo è la maggiore preoccupazione delle mamme, e l'argomento di 4 visite pediatriche su 10.
In questo libro, i genitori potranno trovare le soluzioni più efficaci, ma soprattutto a portata di mano, a questo problema. Tutto quello che occorre sapere e fare per abituare i bambini a mangiare volentieri, dalle prime pappe agli anni della scuola; per insegnare ai bambini a scegliere gli alimenti più sani, pur nell'ambito dei loro gusti; per risolvere i problemi di alimentazione che frequentemente accompagnano la loro crescita; per educarli al valore del cibo.

Gli autori

Nessia Laniado, giornalista, ha seguito studi di filosofia e psicologia ed è esperta di storia della gastronomia.
Già direttore di 'Donna e Mamma' e 'Insieme', oltre che caporedattore di 'Nuova Cucina', è autrice di opere a carattere divulgativo sulla salute. Con Gianfilippo Pietra ha scritto *Alimenti super della salute*, pubblicato da red nella collana 'L'altra medicina'. Suoi sono anche *Mamma, me lo compri?*, *Parolacce e rispostacce*, *Le bugie dei bambini*, *Rubabandiera*, *Come insegnare l'intelligenza ai vostri bambini*, *Mamma, non ho sonno*, *Bambini irrequieti e genitori disperati* e *Bambini gelosi*, pubblicati da red in questa stessa collana.

Gianfilippo Pietra, matematico, ha diretto per anni il Centro di alimentazione naturale 'il Papavero'. Conferenziere e giornalista, ha il suo attivo diverse pubblicazioni, e da anni si interessa di alimentazione, ecologia e medicina.

Revisione redazionale di Angela Giaccardi.
Illustrazioni di Carlo Stanga.

Piccoli e Grandi
Periodico mensile registrato con il numero 18/89 presso il Tribunale di Como;
numero 35/2002.
Direttore responsabile: Silvano Boroli.
Fotocomposizione: Graphostudio, Milano.
Stampa: L.V.G., Varese.

Anno 06 05 04 03 02
Edizione VI V IV III II I

www.red-edizioni.it
info@red-edizioni.it

Nessia Laniado, Gianfilippo Pietra

Mio figlio mangia solo schifezze!

edizioni
red!

Perché questo libro

Oggi un numero sempre più imponente di ricerche scientifiche mette in relazione la comparsa di numerose malattie con abitudini alimentari scorrette. Per questo è convinzione di tutti i maggiori esperti che un'eredità preziosa da lasciare ai nostri figli sia far conoscere loro l'importanza di una buona alimentazione per mantenere la salute.

Non è facile. Il rapporto con il cibo è la preoccupazione principale dei genitori, l'argomento di 4 visite pediatriche su 10.

«*Vuole solo cotoletta e patatine.*»

«*Pasticcia tutto il giorno, e poi a tavola non tocca niente.*»

«*È troppo magro.*»

«*È troppo grasso.*»

«*Si rifiuta di assaggiare pietanze diverse dal solito.*»

«*Detesta le verdure.*»

«*Manca di vitamine.*»

«*Non sa controllarsi.*»

Come impedire che i nostri piccoli si nutrano prevalentemente di caramelle, torte, merendine, brioche, patatine, cioccolato, *snack*, salatini, biscotti, pop corn, barrette, chewing gum, di bassa qualità? Di quello che gli americani chiamano *junk food*, il 'cibo-spazzatura'? Insomma: di *schifezze*?
E come contrastare i messaggi pubblicitari che infarciscono i programmi televisivi inducendo i bambini a mangiare troppo?
Come convincere i bambini a sedersi a tavola per il pasto, staccandosi dallo schermo della TV, di fronte al quale sgranocchiano tutto ciò che capita a portata di mano? In pratica, come creare un rapporto armonico con il cibo?

In questo libro si potrà trovare tutto quello che è necessario sapere per:

- insegnare ad amare il cibo fin dalle prime pappe;
- scoprire insieme i piaceri della tavola;
- convincere i bambini a seguire un'alimentazione corretta;
- far sì che scelgano i cibi più equilibrati dal punto di vista nutrizionale, rispettando i loro ritmi e le loro preferenze;
- risolvere i problemi di alimentazione che accompagnano la crescita.

Regaleremo così ai nostri figli la gioia di godere della salute e degli autentici piaceri offerti dagli alimenti genuini.

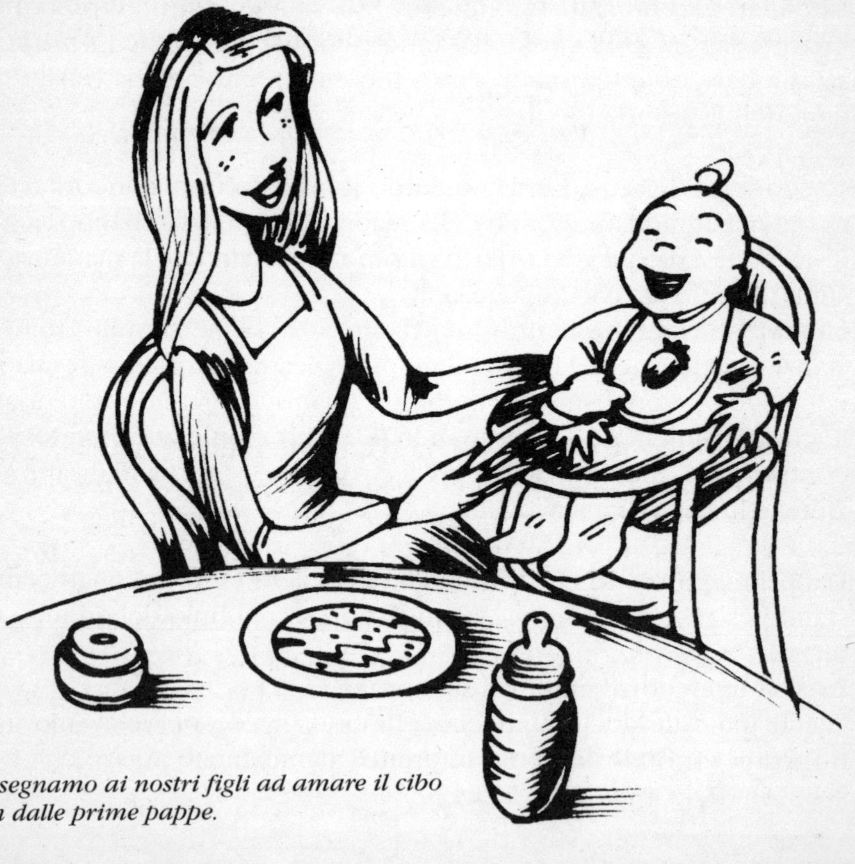

Insegnamo ai nostri figli ad amare il cibo fin dalle prime pappe.

Buongustai si nasce o si diventa?

Mi piace la carne trita, il purè e la frutta spremuta. Sono uno scansafatiche e crescerò senza denti.

(Nicola, 4 anni)

Dopo solo 12 ore dalla nascita, un bambino sa già distinguere il sapore dolce, il salato, l'amaro e l'acido.
I neonati giapponesi sono ancora più discriminanti: oltre a questi quattro sapori fondamentali, sanno riconoscere anche l'*umami,* la salsa a base di glutammato che è il condimento preferito dagli abitanti dell'Estremo Oriente.

La scoperta del gusto inizia quando il piccolo non è ancora nato e nuota nel liquido amniotico della madre. Gli scienziati hanno scoperto che quest''acqua della vita' ha il sapore dei cibi che la mamma consuma: il preferito è lo zucchero.
Numerose ricerche hanno infatti rilevato che se si immettono sostanze zuccherine nel liquido amniotico, scatta un riflesso di suzione, e il piccolo buongustaio ne inghiotte quantità pari al doppio di quelle che usualmente assume quando il liquido non è zuccherato. Se, al contrario, il liquido ha un sapore aspro, fa una smorfia di disapprovazione e lo beve di malavoglia.

Dal primo giorno in cui aprono gli occhi al mondo, i neonati manifestano le stesse reazioni che hanno appreso nel buio del grembo materno.
Basta mettere loro un po' di acqua zuccherata sulle labbra, che subito succhiano estasiati. Una goccia di limone, invece, provoca smorfie di disgusto: sono talmente insofferenti alle sostanze amare che i più schizzinosi scoppiano a piangere.

Perché i neonati preferiscono il dolce

Che cosa spinge un neonato ad avere un'attrazione verso i sapori dolci e una repulsione istintiva nei confronti del gusto amaro?
I biologi non hanno dubbi: entra in gioco una predisposizione genetica che ha radici antiche. Sin dalle origini, attraverso i millenni, l'uomo ha imparato che in natura la maggior parte delle sostanze dal sapore dolce è benefica, fornisce energia e, quindi, è buona da mangiare. Le sostanze amare, al contrario, sono molto spesso velenose, e bisogna starne lontani.
Ma allora, perché combattere contro la natura? Se si nasce con una netta predisposizione per lo zucchero, perché contrastare questa tendenza?

La cultura degli 'onnivori'

Tra il quinto e il sesto mese di vita, ogni bambino deve abbandonare la monodieta, il latte materno o il biberon, per inoltrarsi nel mondo di nuovi sapori e odori. È ad un bivio: farsi tentare dalle novità o ripiegare sul terreno sicuro fino allora conosciuto.

«È una scelta difficile, ma non nuova,» commenta il sociologo francese Claude Fishler. «Il dilemma è sorto nel momento in cui l'uomo ha deciso di diventare onnivoro, di mangiare cioè cibi di tipo diverso: cereali, vegetali, carni. Un fatto piuttosto raro nel mondo della natura. Non essendo legato a un unico alimento, gode di maggior libertà, autonomia e adattabilità. Al tempo stesso, però, è costretto a dipendere dalla varietà. Questo paradosso spinge in due direzioni opposte: da un lato costringe all'innovazione, e dall'altro alla diffidenza nei confronti di alimenti potenzialmente pericolosi. È lo stesso paradosso che si ripresenta durante lo svezzamento. Per il bambino, dover conoscere uno per uno gli alimenti che d'ora in poi comporranno la sua dieta significa affrontare ogni volta questo dilemma.»

Ecco perché si consiglia di non presentare più di un nuovo alimento alla volta; si rischierebbe di confondere il bambino, che potrebbe per reazione respingere qualsiasi tipo di cibo.

E non c'è quindi da meravigliarsi se ai primi assaggi si riceve un rifiuto: è una diffidenza atavica, che sarà superata con il tempo. Il disgusto vero, insanabile, nasce dopo, dall'idea che ci si fa del cibo.

La conoscenza del cibo con tutti i sensi

Nelle nostre reazioni al cibo vengono coinvolti tutti i sensi. È un fatto risaputo, ma, in genere, non lo teniamo molto in considerazione. Con la scusa che i bambini piccoli sono senza denti, presentiamo loro, spesso, beveroni incolori o poltiglie senza consistenza.

Come gli adulti sono attirati dalla fragranza del pane, dai colori di un'insalata, dalla morbidezza di una pesca, allo stesso modo i piccoli non sono indifferenti a questi elementi del pasto.
Per alcuni bambini l'aspetto del cibo è perfino più importante del gusto o del profumo. Quando devono scegliere un alimento, reagiscono prima al colore, poi all'odore e infine al sapore. Succede anche agli adulti. Quante volte non abbiamo il coraggio di toccare una pietanza che ha un aspetto poco invitante! Prima di decidere se assaggiare o meno qualcosa, ci facciamo condizionare dal suo colore. Confidando sulle informazioni visive, estrapoliamo alcune proprietà: siamo indotti ad assaggiare lo sciroppo di menta solo se il liquido è verde, e la caramella alla fragola se è rosa. Se il colore dell'alimento non corrisponde alle nostre aspettative, ne restiamo delusi. «*Errore d'attesa*», lo definiscono gli esperti. Lo conoscono bene le industrie alimentari, che, per esempio, colorano di verde l'essenza di menta, anche se in realtà il prodotto è incolore.
Per istinto, o per specifiche competenze, i pubblicitari hanno sempre giocato su questi fattori. Se osserviamo le confezioni delle merendine, il colore, l'odore, e gli slogan che le promuovono, ci accorgiamo che tutte possiedono caratteristiche comuni.

Nel fare le sue scelte, ogni bambino utilizza un senso piuttosto di un altro, seguendo una particolare predisposizione ricevuta dal suo bagaglio genetico. In un esperimento condotto in un asilo nido, sono stati distribuiti giocattoli simili, che si differenziavano solo per una delle seguenti caratteristiche:

- il colore;
- il suono che emettevano;
- il profumo;
- la consistenza.

Alcuni bambini erano attratti dal colore, altri dal suono, altri ancora volevano toccare o annusare il gioco prima di sceglierlo.
Quando presentiamo un nuovo piatto a un bambino è importante quindi tenere conto di come si avvicina agli alimenti. A volte, potrà bastare cambiare il colore del piatto e delle posate per fargli 'divorare' con gusto una pietanza che non aveva mai suscitato i suoi entusiasmi. Se ama i suoni, facciamogli ascoltare una bella musica, e se preferisce annusare e giocare con quello che trova nel piatto, lasciamolo fare: è il suo modo per apprezzare ciò che gli abbiamo preparato.

L'importanza dell'istinto

Non mi va il minestrone, e papà si arrabbia. Allora la mamma mi difende e gli dice: «Ma anche a te non va!»

(Luisa, 5 anni)

Già a 2 anni i bambini sanno rifiutare ciò che non è classificato come cibo, per esempio la carta o i sassi. Possono, è vero, metterli in bocca e inghiottirli, ma se li trovassero nel piatto nessun adulto li convincerebbe a mangiarli.

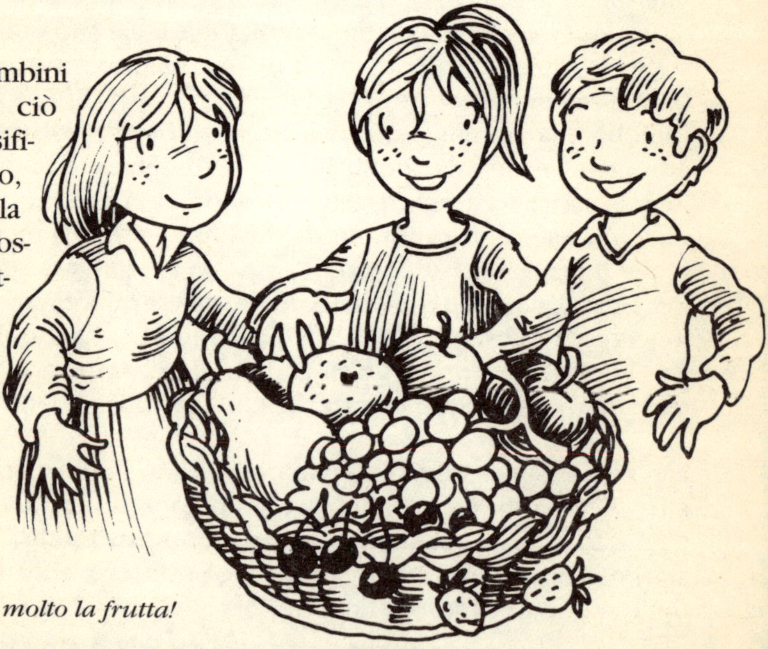

Ai bambini piace molto la frutta!

Preferenze e antipatie

Ecco i risultati di un'indagine a proposito dei cibi più amati e più odiati condotta in Francia dal sociologo Claude Fishler su 320 bambini e ragazzi di età compresa fra i 4 e i 18 anni.

Alimenti più detestati	%	Alimenti più amati	%
'Pelle' del latte	51,0	Ciliegie	85,4
Cervella	45,2	Fragole	85,4
Olive nere	41,3	Cioccolato	84,7
Pepe	36,4	Patatine fritte	84,2
Aglio	35,8	Lamponi	82,1
Cipolla	34,9	Gelato	81,8
Formaggi forti	30,7	Yogurt	77,2
Olive verdi	30,5	Pasta	76,3
Acqua gassata	29,0	Uva	74,3
Sedano	27,8	Cracker	71,4
Peperoni verdi	25,2	Burro	70,6
Spinaci	24,7	Riso	69,8
Fegato	24,4	Carne rossa	69,4
Latte caldo	23,6	Banane	68,7
Latte freddo	20,6	Purè di patate	68,5
Zucchine	18,8	Albicocche	68,5
Cavolfiore	17,0	Mele	67,3
Mais	16,5	Arance	66,5
Pompelmo	16,5	Formaggio	65,8
Melanzana	16,1	Pere	65,7
Aceto	14,8	Caramelle	64,4
Lenticchie	14,8	Pane	64,0
Barbabietola	14,5	Uova	62,8
Pomodori ripieni	14,4	Prosciutto	61,5
Cetriolini	14,4	Pomodori crudi	58,9

Quali sono i meccanismi che dettano il gusto o il disgusto? E in che misura i genitori possono influenzare inclinazioni e avversioni?
In un esperimento condotto dalla pediatra americana Clara Davis alcuni bambini, di età compresa tra i 6 e gli 11 mesi, furono lasciati liberi di scegliere da soli i cibi per i loro pasti. Pur privilegiando ora un certo cibo, ora un altro, nel medio periodo riuscirono a comporre una dieta che, dal punto di vista nutrizionale, era ben equilibrata.

Da qui si deve concludere che i piccoli, lasciati liberi, sanno regolarsi da soli? Sì, ma a una condizione: soltanto se li abituiamo a optare tra cereali, verdure, latticini, frutta, carne e pesce, e impediamo loro di pasticciare a volontà con un'ammucchiata di cibi 'artificiali' come certe caramelle, patatine, cioccolato, biscotti e *snack*, perché, in tal modo, perderebbero la capacità innata di scegliere le cose «*buone da mangiare*». Se analizziamo la lista degli alimenti più amati dai bambini (*si veda* la tabella alla pagina precedente) e la depuriamo di alcune voci, possiamo vedere come i bambini e i ragazzi sappiano fare scelte eccellenti: la frutta, lo yogurt e la pasta sono tra i cibi preferiti. È vero, mancano le verdure, ma queste, come fonte di minerali e vitamine, possono essere sostituite dalla frutta, che in genere piace molto.

L'educazione del gusto

La gamma di sfumature che i nostri 7000 ricettori gustativi possono decifrare è ben più ampia dei quattro sapori base (dolce, amaro, salato, acido) che utilizziamo per definire il gusto. Eppure questi quattro sapori base sono gli unici che la maggior parte di noi è in grado di utilizzare, da neonati come da adulti.
Se non si può definire con precisione, il gusto si può però educare, sostengono i neurobiologi, gli scienziati che studiano le reazioni delle cellule nervose del nostro organismo.

Se dunque favoriamo le tendenze al dolce dei nostri piccoli, ne rafforziamo la dipendenza, con tutto quello che ciò comporta per la loro salute. Se invece li abituiamo ad altri gusti, non ne saranno così condizionati, e impareranno ad apprezzare sapori diversi.

Quando nasce il dis-gusto?

Nei primissimi anni di vita, è la mamma che svolge il ruolo decisivo nella formazione e nell'evoluzione dei gusti del bambino. La trasmissione avviene soprattutto per imitazione.
Da osservazioni condotte su bambini tra i 14 e i 20 mesi, si è notato che a quest'età i piccoli accettano volentieri di assaggiare cibi sconosciuti se sono proposti dalla mamma e se lei stessa li mangia. È questo, allora, il periodo ideale per infondere nel bambino sane abitudini alimentari. Facciamogli assaggiare tutte le verdure, e continuiamo a preparargli quelle che sono a lui più gradite. Saremo sorpresi nello scoprire l'ampiezza della gamma dei suoi gusti.

Verso i 2-3 anni inizia invece l'età dei 'no'. Ma non si tratta di una questione gastronomica. Il bambino vuole affermare la sua indipendenza, e dice di no a tutto, cibo compreso. Non a caso, spesso all'asilo mangia ogni cosa, mentre a casa rifiuta qualsiasi cibo.

I 'disgusti' alimentari compaiono soprattutto fra i 3 e i 6 anni. In alcuni bambini possono durare pochi mesi, in altri anche qualche anno. Fondamentale, in tal senso, è la molla dell'imitazione.

A questo proposito un gruppo di psicologi del comportamento ha analizzato le reazioni dei bambini di 2-3 anni. Se in una mensa scolastica si fa sedere per parecchi giorni un bambino con un gruppo di compagni più grandi che amano un piatto che non gli piace, dopo qualche tempo anche lui vorrà mangiarlo. Il meccanismo è ben noto ai pubblicitari che, come *testimonial* dei prodotti alimentari, ricorrono sempre ai bambini.

Può mangiare tutto quello che vuole, purché...

Da queste osservazioni, scaturiscono due principi.

1. Insistere per far mangiare un bambino non serve: «*Se non mangi la verdura, non vedi la TV*». La minaccia fa ottenere l'unico risultato di suscitare in lui l'odio per le verdure, che gli impediscono di godersi i cartoni animati.

Se non vuole mangiare, non facciamone un dramma, e leviamogli il piatto. Se più tardi gli verrà fame potremo preparargli una merenda, usando ingredienti sani, ma che siamo sicuri siano di suo gradimento.

2. Il gusto cambia e si evolve durante tutta la vita. Le cellule gustative contenute nella lingua si rinnovano ogni giorno. Il palato di ieri non è uguale a quello di oggi, e le preferenze si modificano, pur restandone alcune specifiche, come nostalgia di un mondo infantile.
C'è però un dato di fatto. Se i bambini si abituano a mangiare 'schifezze' il loro gusto rimane invariato. Perdono la capacità di ascoltare il proprio corpo, e diventano inclini a nutrirsi con cibi poveri di elementi vitali, che a lungo andare minano la capacità dell'organismo di reagire alle malattie. Ciò che veramente conta non sono quindi le preferenze per un cibo piuttosto che un altro, o il fatto che il bambino mangi 'di tutto'. L'importante è proporgli principalmente cibi salutari, perché possa scegliere tra questi, secondo le proprie inclinazioni.

Quando si mangia troppo e male

La prima pubblicità della ditta Talmone, oggi scomparsa, apparve a Torino all'inizio del Novecento: un poster che rappresentava quattro bambini.
Il primo, magro, con il volto triste e le esili gambette che penzolavano da una poltrona tre volte più grande di lui, diceva: «*Non ho mai mangiato cioccolato Talmone*».
Il secondo, con il volto segnato dal disappunto, si lamentava: «*Non mi hanno ancora portato il cioccolato Talmone*».
Il terzo, con aria sognante, pensava: '*Se potessi avere del cioccolato Talmone!*'
Il quarto, con il vestitino che a malapena riusciva a contenere la prorompente pinguedine, esultava: «*Sono un bambino nutrito con cioccolato Talmone!*»

A quel tempo, non vi erano dubbi: grasso voleva dire bello. Oggi, a distanza di un secolo, sono pochi a vantarsi se hanno un bambino grasso. Tuttavia, nel profondo dell'anima, perfino nella mamma più attenta all'alimentazione, le incertezze permangono: '*Non sarà troppo magrolino? Mangerà abbastanza? Riceverà tutte le proteine, le vitamine e i sali minerali di cui ha bisogno?*'
Nel dubbio, si cerca sempre di offrirgli ancora un po' da mangiare, perché «*non-si-sa-mai*».

La fame: una paura ancestrale

Sono timori che si radicano in paure ancestrali, quando l'uomo doveva affrontare improvvise carestie e l'unico modo per non morire di fame era attingere alle proprie riserve di grasso.
La paura della fame persiste nella società occidentale, nonostante oggi ci si debba difendere dalla sovrabbondanza, e non dalla carestia.

Qualsiasi adulto, se deve scegliere tra due errori, tende a mangiare troppo piuttosto che troppo poco.

Sappiamo bene che essere magri è più sano che essere grassi, eppure continuiamo a guardare con preoccupazione un bambino troppo esile. Andiamo in crisi quando la nonna rimprovera che il bambino «*non ha carne*», e veniamo presi dallo sconforto nel paragonare il nostro scricciolo ai fiorenti protagonisti delle pubblicità televisive.
Se poi, a causa dei nostri impegni lavorativi, dobbiamo affidare i bambini ai nonni, alle baby-sitter o all'asilo nido, siamo spinti a mettere in atto comportamenti compensatori.
A fine giornata, all'arrivo dei genitori, il bambino ha semplicemente bisogno delle coccole di mamma e papà. Non ha assolutamente sofferto la fame. I nonni o le educatrici dell'asilo lo hanno accudito a dovere. Eppure, spesso lo copriamo di dolci, merendine, regalini. Invece di esprimere i nostri sentimenti con gesti semplici e affettuosi, ci sentiamo costretti a compensare il presunto abbandono sommergendo il piccolo di oggetti e di cibo.

Bambini grassi, obesi e superobesi

Ma un fatto è certo. Oggi, nel mondo occidentale, se i bambini corrono un rischio, non è certo quello della fame.
Se dobbiamo credere ai dati dell'Istituto Nazionale della Nutrizione, il 35% dei bambini italiani, in maggioranza al Sud e più frequentemente tra le famiglie di reddito medio-basso, pesa troppo. Solo una decina di anni fa le statistiche riportavano percentuali inferiori al 15%. Oggi si è arrivati al raddoppio.

Secondo i dati di una recente ricerca della Società Italiana di Endocrinologia e Diabetologia Pediatrica, condotta su 8000 bambini delle scuole elementari e medie, provenienti da tutte le regioni italiane, un bambino ogni 5 non solo è in sovrappeso, ma è obeso, cioè pesa almeno il 20% in più del peso ideale. In alcune regioni, come la Campania e l'Abruzzo, il numero sale a un bambino su 4.
Ma quello che ha preoccupato maggiormente gli studiosi è stato sco-

prire che, per la prima volta in Italia, è cominciato ad apparire un numero elevato di bambini *superobesi*: un bambino ogni 20 ha un peso superiore del 40% a quello ideale.
Se, per esempio, il peso ideale è di 30 kg, il bambino superobeso ne pesa oltre 42.

I rischi che si corrono

Se ci si preoccupa tanto dei bimbi 'cicciottelli', non è certo per far iniziare dalla più tenera infanzia la mania delle diete, quanto piuttosto per evitare che quando saranno grandi la bilancia diventi un incubo. Non solo.

Ormai sono innumerevoli le ricerche scientifiche che mettono in stretto collegamento l'eccesso di peso con la tendenza ad ammalarsi. Recenti inchieste condotte negli Stati Uniti hanno rilevato che il 20% dei ragazzi americani tra i 2 e i 20 anni ha un tasso di colesterolo LDL, il cosiddetto *colesterolo cattivo*, superiore al limite. Inoltre sono stati tenuti sotto osservazione 700 ragazzi obesi, di età compresa tra gli 11 e i 14 anni: i ricercatori hanno scoperto che hanno una probabilità 53 volte più alta dei ragazzi di peso normale di soffrire di pressione alta, con valori elevati di trigliceridi e bassi livelli di colesterolo HDL, il cosiddetto *colesterolo buono,* che protegge l'integrità delle arterie.
Tre condizioni che portano quasi inevitabilmente a sviluppare in età molto giovane, anche a 15 anni, il diabete di tipo II (non insulino-dipendente).

La 'sindrome del pollo di batteria'

Ma è solo l'eccesso di cibo che conduce al sovrappeso? Sembra di no. Una recente indagine condotta negli Stati Uniti ha dimostrato che negli ultimi 40 anni l'obesità infantile è aumentata, nonostante la quantità di cibo consumata mediamente dai bambini sia rimasta la stessa. Come spiegare il mistero? Come mai ingrassano di più, nonostante il fatto che non mangiano di più?
Per spiegare il paradosso, Giorgio Aicardi, esperto di puericultura e medicina neonatale, ha parlato di *sindrome del pollo di batteria*: «Le

condizioni di vita dei bambini di oggi,» sostiene il professore, «assomigliano a quelle dei polli di batteria. Per farli ingrassare, gli allevatori li fanno mangiare spesso, impediscono loro di muoversi e li bombardano giorno e notte di stimoli sensoriali, luci e suoni. In questo modo, negli allevamenti intensivi, si ottengono in 2 mesi galletti grossi come quelli ruspanti di 12 mesi. Queste condizioni sono simili a quelle dei bambini che se ne stanno tutto il giorno sprofondati nel divano, davanti alla TV: primo, mangiano in continuazione cibi troppo ricchi di zuccheri, grassi e sale... secondo, non si muovono, e terzo, sono bombardati da luci e suoni!»

Le 'calorie vuote'

I bambini, quindi, mangiano troppo e male: troppo per la quantità, male per la qualità.
Sono tre, infatti, le categorie di alimenti che apportano molte calorie e poche sostanze nutritive vitali:

- lo zucchero;
- le farine raffinate;
- i grassi.

Per questo motivo, si dice che forniscono in gran parte *calorie vuote*: cibo che riempie, ma non nutre.

Un'abbuffata di TV

Oltre all'ingrassamento, l'accoppiata televisione-spuntini provoca disturbi che fino a non molti anni fa si consideravano esclusivi degli adulti. I *coach potatoes*, le 'patate da divano', come gli americani chiamano i bambini che passano la giornata davanti allo schermo, non sempre lo sono per loro scelta. Lo diventano perché il divano è diventato l'unico spazio loro concesso.

Giorgio Aicardi indica tre fattori di rischio che trasformano un'alimentazione poco equilibrata in una vera e propria causa di obesità:

- la noia;
- la sedentarietà;
- la fretta.

«Un bambino che sta chiuso in casa senza far niente inizia a cercare qualcosa da mangiare per passatempo, e questo lo porta ad accumulare grasso. Poiché poi fa poco esercizio fisico, consuma poche calorie. Infine, la fretta: per far mangiare il bambino senza perdere tempo, invece di carne e verdura gli si danno cibi più appetitosi, ma dolci e ingrassanti.»

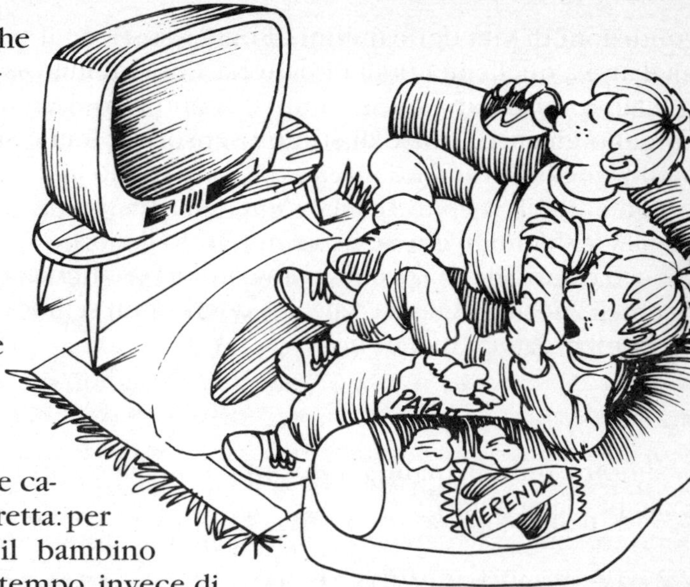

L'accoppiata televisione-spuntini è sempre dannosa...

Continua Giuseppe Chiumello, celebre endocrinologo: «L'esercizio fisico è importantissimo per evitare che si crei un circolo vizioso: il bambino è un po' grasso, non ha voglia di fare sport perché si sente goffo. Quindi, invece di muoversi guarda la televisione mangiucchiando davanti allo schermo, e per questo diventa ancora più grasso».

Il bambino che ha sempre fame

Il sovrappeso non è solo questione di quanto si mangia. Quando un bambino, mezz'ora dopo aver preso un gelato, proclama: «*Ho fame*», non lo fa per ingordigia. Descrive esattamente quello che sente. Vediamo perché.

- **Gli adipociti.** Nel nostro organismo, ci dicono gli esperti, vi sono cellule particolari nelle quali si deposita il grasso: si chiamano *adipociti* o, per usare una parola più comune, cellule grasse. Queste cellule hanno la particolarità di gonfiarsi e di moltiplicarsi: più si mangia, più si gonfiano e, quel che è peggio, da buone dispensiere, quando sono piene, si moltiplicano per creare altro spazio dove immagazzinare i grassi in eccesso.

• **Le cellule grasse non vogliono dimagrire.** La perfidia peggiore è che, una volta che si sono riempite di grasso, è molto difficile che si sgonfino. A quanto dicono gli esperti, l'organismo si 'ricorda' delle strategie che, migliaia di anni or sono, i nostri antenati usavano per sopravvivere durante le carestie. Se non riceve la quantità di cibo cui è abituato, cerca di risparmiare energia e mantiene il grasso accumulato, evitando di bruciare le scorte.
È questo meccanismo che spiega come mai, nel corso di una dieta, dopo un calo iniziale di peso, non si riesce più a perdere chili così velocemente come durante i primi giorni.
Inoltre, gli adipociti, quando sentono che stanno per svuotarsi, si fanno sentire, e mandano messaggi disperati per reclamare le nuove scorte necessarie a rimpinguare le cellule grasse. L'appetito è così torturante che risulta difficile resistere alle sue insistenze: le cellule grasse reclamano cibo per riempirsi di nuovo, e si ha di nuovo fame.

• **L'"intervento' del cervello.** Come se non bastasse, anche il cervello contribuisce all'aumento di peso. Secondo alcuni ricercatori, nel cervello umano c'è un meccanismo che spinge l'organismo a mantenere il peso-forma. Nei bambini grassi, il cervello pone il limite del peso a un livello troppo elevato. Sentono quindi ancora fame quando hanno già abbondantemente superato la quantità di cibo di cui avrebbero bisogno.

• **La voglia di zucchero.** C'è infine un quarto meccanismo che congiura ad accumulare grasso. Quando si ha fame, si tende a mangiare cibi ricchi di zuccheri che, entrando subito nel circolo sanguigno, saziano immediatamente.
Quando i livelli di zucchero nel sangue salgono, il pancreas produce insulina per portarli a livelli normali e, al tempo stesso, si affretta a metterli da parte accumulandoli nelle cellule grasse. A quel punto, si verifica un drastico calo dei livelli di zuccheri nel sangue: di nuovo si è assaliti dalla fame, e il ciclo ricomincia da capo.

La conclusione la conosciamo tutti: una volta che si è accumulato qualche chilo in eccesso è difficile perderlo, ed è invece molto probabile che se ne accumulino altri ancora.

Dalla caverna al fast food

Davanti al cumulo di dati, statistiche, avvertimenti e raccomandazioni che abbiamo presentato nelle pagine precedenti, è probabile che si sia fortemente tentati di rispondere: «*E allora? È sempre stato così! I nostri nonni mangiavano forse ancora peggio di noi, eppure campavano fino a oltre 80 anni. E, del resto, che fare? Non possiamo pretendere che i nostri bambini vivano al di fuori del mondo!*»
Perché, dunque, accanirsi contro queste 'schifezze'? Sono davvero così dannose per la salute dei nostri figli? Vale proprio la pena farne il pretesto di interminabili discussioni?
Sono reazioni normali e comprensibili. In realtà, i cambiamenti più drammatici nelle nostre abitudini alimentari sono avvenuti solo negli ultimi 30-40 anni. Ma non solo. Tutte le grandi tradizioni, ayurvedica, taoista, cristiana, hanno sempre considerato il cibo come un mezzo per entrare in comunione con lo spirito, accompagnando il pasto con riti che mettono in relazione l'uomo con l'universo.
Conoscere le abitudini alimentari del passato, perciò, ci può aiutare a scoprire di nuovo il valore che il cibo può avere per il benessere dei nostri bambini.

Il menù dei cavernicoli

Secondo quanto si può dedurre dai resti trovati nelle caverne, i nostri antenati, loro malgrado, osservavano, un po' per scelta e molto per necessità, le più recenti raccomandazioni dei dietologi. Il loro menù era composto per il 20-25% da carne, che si procuravano andando a caccia, e per il rimanente 80-75% da sostanze vegetali: foglie, radici, frutti, noci e semi.
È esattamente il contrario del menù seguito dalla maggior parte di chi oggi vive nei paesi del mondo industrializzato, che infatti è composto

per il 75% da prodotti di origine animale, come carne e latticini, e per il 25% da vegetali e cereali.
Non solo. I nostri antenati mangiavano in prevalenza cibi crudi, che non avevano quindi perso con la cottura alcuna sostanza vitale.
Lo zucchero era assolutamente sconosciuto. L'unico dessert che ci si poteva permettere era un po' di miele, ricavato dai favi di alveari selvatici.
Il rapporto tra cibi alcalini (frutti e vegetali) e cibi acidi (carne e zucchero) era nettamente a favore dei primi, nella misura di 4 a 1, lo stesso rapporto raccomandato dagli esperti di alimentazione.

Ma come vivevano? Poco si sa sulle condizioni di salute degli uomini delle caverne.
Un fatto è certo: solo una dieta così austera poteva renderli capaci di sostenere le durissime condizioni di vita: privi di abitazioni e di vestiti, esposti alle intemperie, costretti a estenuanti fatiche per procurarsi il cibo.

L'ayurveda: la scienza della vita

Per gli orientali non vi è distinzione tra corpo e spirito: ciò che influisce sul corpo si riflette sullo spirito, e viceversa. Come è scritto nel *Canto del beato,* un antico poema indiano, «sono cari alle persone virtuose i cibi che accrescono la durata della vita, la virtù, la forza, la salute, l'euforia, la gioia, e che sono saporiti, morbidi, sostanziosi e gradevoli».

Secondo gli insegnamenti dell'ayurveda (che in sanscrito significa 'la scienza della vita'), la medicina tradizionale indiana, le verdure, la frutta fresca, i cereali, i fagioli, lo yogurt e l'olio pressato a freddo sono cibi *sattvici*: «Luminosi ed esenti dal male». Il formaggio, il sale, lo zucchero e i cibi conservati sono cibi *rajasici*: «Hanno per essenza la passione, generano concupiscenza e attaccamento». I fritti, le bevande alcoliche, i funghi, la carne di ogni tipo e il pesce sono cibi *tamasici*: «Incatenano mediante la pigrizia e il torpore».
Una corretta alimentazione deve basarsi soprattutto sui cibi *sattvici*.

Gli insegnamenti dei cinesi

Per i cinesi, l'alimentazione deve garantire l'equilibrio tra i due principi che regolano tutto l'universo: lo *yin* e lo *yang*.

- *Yin* è tutto ciò che è espanso; alimenti *yin* sono l'acqua, gli agrumi, lo yogurt, il miele.
- *Yang* è energia; alimenti *yang* sono carne, pesce, uova, formaggi stagionati e spezie.
- Tra gli alimenti cosiddetti 'neutri' troviamo il latte, le carote, le pesche e il riso integrale, il più equilibrato di tutti.

Secondo lo stato di salute di ciascuno di noi, si dovrà scegliere che cosa mangiare. Più l'organismo è malato, più l'alimentazione deve essere equilibrata: nei casi più gravi, consiste unicamente di riso integrale e di azuki, i fagioli di soia rossa.

La Scuola Salernitana

Uno dei centri di esercizio e insegnamento della medicina più famosi in Europa fu la Scuola Salernitana, fondata attorno all'anno 1000 dai monaci dell'abbazia di Monte Cassino, che fino agli inizi dell'Ottocento godette di grandissima fama. Per editto imperiale, solo chi compiva gli studi presso la Scuola poteva esercitare la professione di medico.
Gli insegnamenti venivano trasmessi in versi per facilitarne l'apprendimento. Nell'assumere il cibo, recita la prima terzina dedicata all'alimentazione, si deve tenere conto di sei condizioni: «Quale, che cosa, quando, quanto, quante volte e dove dare il cibo: questo deve notare il medico, per non imboccare una cattiva strada». Una regola che, in poche parole, descrive, come vedremo, tutto quello che si deve sapere sulla corretta alimentazione: non solo sul suo contenuto, ma anche sulle modalità con cui preparare il cibo e sul modo di presentarlo.
L'alimentazione dipende dal lavoro che si svolge e dalla stagione: più abbondante d'inverno e d'autunno, meno copiosa in primavera e d'estate. E deve diminuire con l'avanzare degli anni: «Poni dei limiti alla gola per aver vita lunga; il medico che ti nutre poco ti allontana dalla morte».

Gli studi sui centenari

Quanto affermato dalle antiche scuole di medicina è oggi confermato dalle più recenti ricerche sul segreto della longevità dei centenari. Come mai, si sono domandati gli studiosi, tra gli abitanti di alcune regioni si registra un alto numero di persone che superano i 100 anni di età?
Due ricercatori americani, Richard Weindruch e Roy Welford, hanno condotto alla fine degli anni Ottanta uno studio tra gli abitanti dell'isola giapponese di Okinawa, dove il numero dei centenari è del 40% superiore a quello del resto del Giappone, e hanno scoperto che la quantità di calorie consumate quotidianamente dagli abitanti dell'isola è modesta: da 1300 a 1900, mentre il consumo di cereali e verdure è tre volte quello degli altri giapponesi, e la quantità di pesce doppia. Nel 1982, la prestigiosa rivista americana 'The Journal of Applied Nutrition' pubblicò una ricerca condotta in una regione della Cina da Z. Ho sulle abitudini alimentari di 50 anziani, di età compresa tra i 90 e i 104 anni. Come nel caso degli abitanti di Okinawa, la loro dieta era semplicissima: polenta tre volte il giorno, con l'aggiunta di verdure, arachidi e olio, e anche patate dolci e riso. Nonostante la semplicità del menù, nessuno dei grandi vegliardi accusava una mancanza di sostanze indispensabili per la salute: vitamine, minerali o proteine.

La cucina mediterranea

Nel 1978 una commissione di esperti costituita dal Senato degli Stati Uniti d'America ha avuto l'incarico di confrontare le abitudini alimentari di cinque grandi paesi industrializzati: Stati Uniti, Inghilterra, Francia, Germania e Italia. Lo scopo era scoprire quale fosse l'alimentazione più vicina a una dieta ideale che evitasse l'insorgere delle malattie più comuni nelle società industrializzate: diabete, arteriosclerosi, ipertensione, obesità, tumori...
A conclusione della ricerca, gli esperti indicarono la dieta tipica degli italiani del Sud Italia, la cosiddetta *dieta mediterranea*, come la migliore per raggiungere questi scopi.
L'alimentazione mediterranea è composta, per il 54%, da carboidrati

(pane di farina non raffinata e pasta), per il 12% da proteine e per il 34% da grassi, in prevalenza non saturi, come l'olio di oliva.

La dieta 'mediterranea' è quella ideale...

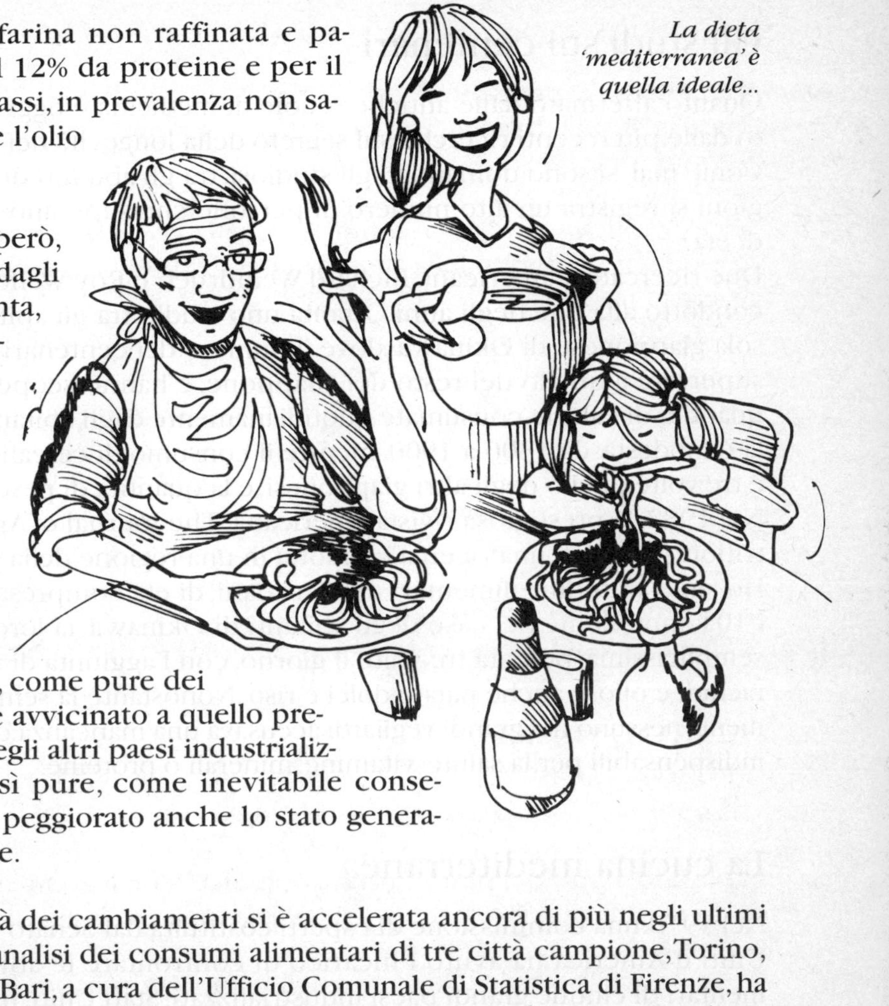

Da allora però, a partire dagli anni Ottanta, l'alimentazione degli italiani è andata peggiorando: il consumo della carne, dello zucchero, come pure dei grassi, si è avvicinato a quello prevalente negli altri paesi industrializzati, e così pure, come inevitabile conseguenza, è peggiorato anche lo stato generale di salute.

La velocità dei cambiamenti si è accelerata ancora di più negli ultimi anni. Un'analisi dei consumi alimentari di tre città campione, Torino, Firenze e Bari, a cura dell'Ufficio Comunale di Statistica di Firenze, ha dimostrato che, nel giro di 6 anni, dal 1990 al 1996, il consumo di pane e pasta è sceso dal 37,4% al 29,14%, mentre quello dei grassi è rimasto stabile ed elevato, pari a 650 calorie il giorno.

Ma la ricerca dell'Ufficio statistico di Firenze non prende in considerazione il fenomeno più rilevante e devastante degli ultimi anni. Nulla dice sul consumo del *junk food*, del cibo-spazzatura o, se si preferisce un termine ancora più esplicito, delle *schifezze*.

Dal pasto sacro al junk food

Junk food: cibo-spazzatura, 'schifezze', porcherie. Parole violente, che danno la misura di quanto sia cambiato, in questi ultimi 50 anni, il modo di considerare il cibo.

Tutte le antiche tradizioni, compresa quella cristiana, consideravano il cibo come simbolo della presenza del divino e dell'equilibrio che governa l'universo.

Dall'Uno-Tutto è sorto il cielo,
dal cielo l'etere,
e vento e fuoco,
e dal fuoco l'acqua,
e dall'acqua la terra,
dalla terra erbe e piante,
dalle piante il cibo,
dal cibo l'uomo.
L'uomo è fatto dall'energia del cibo.
Così la sua testa,
così il fianco destro,
così il sinistro,
e questo è l'Uno-Tutto
la base su cui sta.

(Un poeta indiano, 6 secoli prima dell'era cristiana)

In passato, il rito del pasto iniziava con una benedizione e si concludeva con una preghiera, riuniva tutta la famiglia, scandiva il ritmo della giornata.
Il pane, come simbolo della fatica dell'uomo, era oggetto di particolari attenzioni. Non se ne buttava neppure una briciola. Appoggiarlo capovolto sul tavolo era considerato una grave mancanza di rispetto.
Di ogni piatto si conosceva la storia, di ciascun ingrediente si sapeva la provenienza, le caratteristiche, il modo migliore per valorizzarne le proprietà.
Secondo alcuni studiosi, la parola 'cibo' deriva dal greco *kàbos,* il cui significato originario era 'misura di quanto occorre al mantenimento di un uomo per un giorno': una garanzia di sopravvivenza, da valoriz-

zare e amministrare con parsimonia. Oggi il rapporto con il cibo oscilla tra ossessione e rifiuto.
Il piacere di gustare il cibo preparato in modo armonico e genuino è sempre più raro. Manipolato, congelato, addizionato, industrialmente trasformato, omologato nel gusto o eccessivo nei sapori, il cibo è diventato irriconoscibile, sostituibile, indifferente. Non ci si nutre: ci si abbuffa, o si sta a dieta.

Il pasto non è più l'occasione per una pausa, la cornice più adatta a un dialogo, ma un'interruzione frettolosa e distratta. Il cibo incartato, cellofanato, plastificato, fa parte degli oggetti *usa-e-getta*, e contribuisce a ingrossare il volume crescente di spazzatura che soffoca il pianeta.

Dagli Stati Uniti al Giappone, dalla Thailandia all'Ecuador, il mondo ne è stato invaso. *Fast food*, *snack*, *pop corn*, merendine, barrette, caramelle, chewing gum, patatine, salatini, cracker, cioccolatini, brioscine, lecca-lecca, dessert istantanei, bevande gassate: ovunque identici, ovunque reperibili.

Una caloria su tre è spazzatura

Un'indagine condotta dalla rivista 'The Journal of Pediatrics' evidenzia le dimensioni di questi cambiamenti nelle abitudini alimentari: su un campione di 21 000 bambini e ragazzi, di età compresa tra i 2 e i 18 anni, dal 1980 a oggi, il consumo di *snack* ha avuto un'impennata. Dal 18% dei consumi alimentari è balzato al 25%.
Parallelamente, l'apporto quotidiano di calorie dovuto al *junk food* è salito da 400 a 600, quasi un terzo di tutte le calorie che si consumano giornalmente. Ma si tratta di medie, notoriamente ingannevoli.

In realtà, per molti bambini e ragazzi la quota di calorie che prendono dal cibo-spazzatura è ben più di un terzo.
Perfino George Bush, presidente degli Stati Uniti, nel suo messaggio alla nazione del 23 giugno 2002 si è sentito in dovere di esortare tutti i cittadini americani «a fare movimento e a mangiare meno *junk food*: non solo per guadagnarci in salute, ma anche per far risparmiare allo Stato oltre 5 miliardi e mezzo di dollari in spese sanitarie».

L'influenza della pubblicità televisiva

L'instancabile banditore dell'alimento 'vuoto' è la TV. Ammaliati, i piccoli spettatori rimangono sprofondati nell'incavo del divano. Lasciati inermi a confrontarsi con le martellanti sollecitazioni del video, passano il loro tempo masticando e ingrassando (come abbiamo visto nel capitolo precedente).

La Sustain, una ditta che conduce indagini di mercato, dopo aver monitorato per 40 ore i messaggi pubblicitari che, tra un cartone animato e l'altro, 'farciscono' gli spettacoli per ragazzi del pomeriggio, ha registrato 272 spot che pubblicizzano cibo: in media, uno ogni 9 minuti.

Il ruolo degli additivi

Dolci o salate che siano, certe 'schifezze', per poter essere presentabili e conservate a lungo sugli scaffali, sono sottoposte dalle industrie a lunghe manipolazioni.
I chimici del piatto le imbottiscono di additivi di ogni genere: addensanti, emulsionanti, esaltatori di sapidità, alcalinizzanti, antifermentativi, aromatizzanti, coloranti, edulcoranti, acidificanti, correttori di acidità, sbiancanti, rassodanti e solidificanti...
Un intero laboratorio chimico è chiamato in causa per dare un'apparenza appetibile e un gusto tollerabile a intrugli che la pubblicità, instancabile e intrusiva, non si stanca di far balenare davanti agli occhi ingenui dei nostri piccoli, ipnotizzati dal colorato e magico sguardo della televisione.

Nessuno sa, con precisione, quali siano, nel lungo periodo, le conseguenze che derivano dall'introduzione nell'organismo di tutte queste sostanze chimiche.
Tuttavia si sospetta che gli additivi siano all'origine di molti malesseri, non solo fisici, ma anche comportamentali.
Sicuramente, la diffusione delle malattie allergiche come l'asma, l'orticaria, i raffreddori permanenti, le influenze ricorrenti è da collegare a un'alimentazione squilibrata e adulterata.

Secondo i dati in possesso della Società Toracica della Gran Bretagna, un bambino inglese su 7 soffre di asma, e il numero dei bambini al di sotto dei 5 anni che soffre della 'fame d'aria' è raddoppiato negli ultimi 10 anni.

Anthony Seaton, professore dell'Università di Aberdeen, che ha condotto le ricerche su questo fenomeno, sostiene: «La dieta a base di cibi industrialmente manipolati, seguita durante la prima infanzia, ha un'influenza determinante sull'origine dell'asma».

I ricercatori inglesi, dopo un'estesa ricerca sulle cause di questa malattia, concludono che «contrariamente a quanto si potrebbe aspettare, è l'alimentazione, e non fattori come l'esposizione al fumo della sigaretta dei genitori, la povertà o l'affollamento nel luogo di abitazione, a essere determinante sullo sviluppo dell'asma».

Un pericolo da tenere presente

Eppure, l'uso di conservanti e aromatizzanti non è nuovo. Fin dai tempi più antichi, gli uomini hanno cercato di migliorare l'aspetto del cibo, di renderlo più invogliante, di esaltarne il sapore.
Già gli antichi Egizi aggiungevano coloranti ai loro piatti per sollecitare l'appetito annoiato dei faraoni, mentre i cuochi rinascimentali non esitavano a ricorrere all'uso in dosi massicce di spezie per mascherare il sapore dei cibi, che non sempre erano in ottime condizioni di conservazione.

Ma queste sono tecniche che oggi fanno sorridere. Sono trucchi ingenui, a paragone delle complesse manipolazioni cui l'industria ha sottoposto gli alimenti, non solo per garantirne una migliore conservazione ed esaltarne le proprietà, ma soprattutto, purtroppo, per conquistare il gusto del consumatore, battere la concorrenza, creare dipendenza per i propri prodotti.

Non contenti di *abbellirli*, si *inventano* nuove molecole, sapori innaturali, aromi inusitati, colori psichedelici. Sull'etichetta appaiono nomi e sigle che, per essere decifrati, richiedono la consultazione di un dizionario di chimica.

Spaesati, indifferenti o preoccupati, siamo tentati di ignorare o rimuovere il problema.
E invece è importante saper scegliere, sia per evitare inutili allarmismi, sia per difendere la salute dei nostri bambini.

Come regola generale, dunque, controlliamo sempre l'etichetta dei prodotti che compriamo, e scegliamo quelli dalla composizione più semplice possibile: più un prodotto è carico di additivi, maggiore è il rischio che possa contenere sostanze nocive per l'organismo (chi vuole approfondire il discorso sugli additivi, necessariamente tecnico, ma indispensabile se si vuole essere consapevoli di ciò che si dà da mangiare ai propri bambini, può leggere l'appendice *Gli additivi*, al termine del libro; si tratta di un testo da tenere a portata di mano e consultare ogni volta che si è in dubbio sulla composizione di un prodotto).

Le sostanze 'pericolose'

Per evitare equivoci, conviene definire precisamente che cosa si intende per *cibo-spazzatura*, *junk food*, *fast food*.
Sono cibi che hanno un alto contenuto di zucchero, grassi, sale, farine raffinate, e sono poveri di proteine, vitamine o minerali.
Per riconoscerli, c'è una regola molto semplice: basta leggere attentamente la lista degli ingredienti che appare nelle etichette o nelle confezioni dei prodotti.
Se *zucchero*, *grassi* o *sale* sono tra i primi tre ingredienti di una lunga serie di conservanti, emulsionanti, stabilizzanti, addensanti, esaltatori di sapidità o quant'altro ci si inventa per rendere accettabile una merendina, il prodotto fa parte della lista dei cibi da proscrivere.
Ma, attenzione! Per 'zucchero' si intendono tutte le sue varietà: saccarosio, fruttosio, glucosio, caramello (zucchero fuso), melassa, miele e dolcificanti artificiali. Così pure, nella categoria dei grassi rientrano le margarine, il burro, gli oli vegetali idrogenati, lo strutto, il lardo, la panna, le creme...
Né bisogna farsi impressionare dalla lista di vitamine e sali minerali stampata sulle etichette di molti prodotti destinati ai bambini. Certi fiocchi di cereali han-

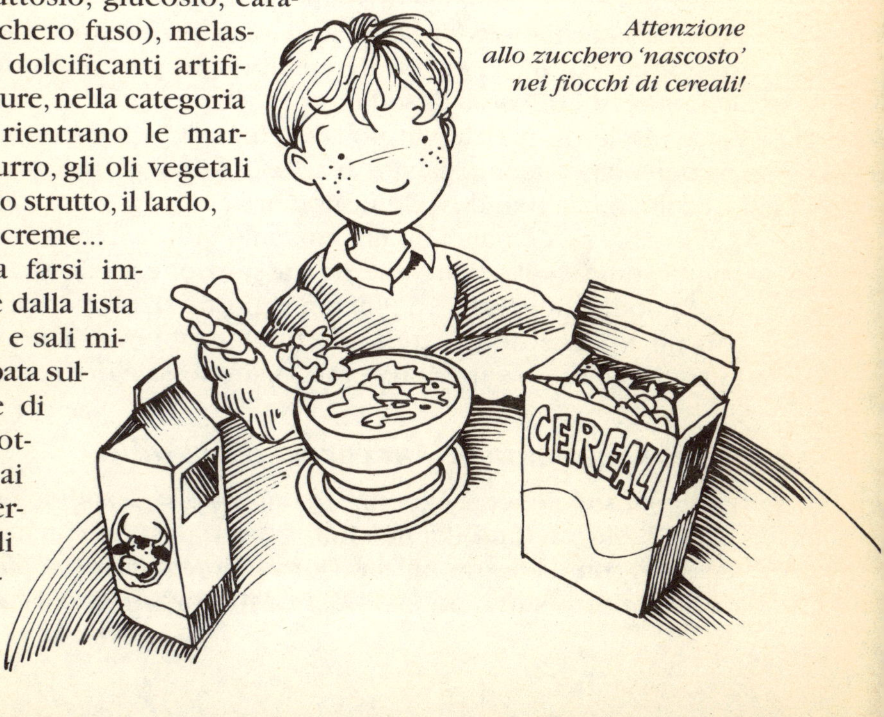

Attenzione allo zucchero 'nascosto' nei fiocchi di cereali!

no come secondo ingrediente lo zucchero, ma pochi se ne rendono conto. Una cosa è certa: il piccolo si abitua sempre di più al gusto del dolce, e rifiuterà qualsiasi altra alternativa.

Perché sale, zuccheri e grassi sono dannosi per la nostra salute? Non sono forse tre sostanze indispensabili a una buona alimentazione? Ecco che cosa ci dicono gli esperti al riguardo.

Il sale

Il nome scientifico del sale è *cloruro di sodio*, ed è proprio il sodio il minerale sotto accusa. Il 70% del sodio assunto attraverso l'alimentazione deriva dal sale che viene aggiunto nel corso dei processi di lavorazione dei cibi, soprattutto nella maggior parte dei prodotti in scatola, tipo patatine, *snack*, salatini... I cibi pronti contribuiscono per il 45% al nostro consumo di sodio; un altro 45% è aggiunto durante la cottura, e il 5% è aggiunto come condimento.
Il sodio da solo, o sotto forma di sale, è presente in innumerevoli e, a volte, insospettabili alimenti: bibite, sughi e minestre pronti, salumi, insaccati, carni e verdure in scatola, dadi per brodo, formaggi, salmone, tonno, sardine... Anche alcuni cibi dolci preconfezionati contengono ingenti quantità di sodio.
Secondo le stime dell'Istituto Nazionale della Nutrizione, in Italia una persona consuma dagli 8 ai 15 g di sale il giorno, mentre la dose raccomandata non dovrebbe superare i 6 g.
Gli esperti raccomandano un consumo giornaliero massimo di 2400 mg di sodio. Nella dieta odierna, l'assunzione media di questo minerale può raggiungere i 12 000 mg il giorno! Basti pensare che un pasto presso una delle catene di *fast food* può, da solo, fornire una quantità di sodio superiore a quella ammessa giornalmente.

Le conseguenze di un eccesso di sodio

Ma quali sono le conseguenze di un eccesso di sodio? Ce lo dice Michael T. Murray, uno dei massimi esperti di terapie naturali. «Un eccesso di sodio,» scrive nel suo libro *Il potere curativo dei cibi*, «altera il rapporto sodio-potassio del nostro organismo. Le cellule delle

Il rapporto potassio-sodio in alcuni alimenti

«Un'alimentazione naturale ricca di frutta e verdura può avere un rapporto potassio-sodio maggiore di 100:1,» sostiene Michael T. Murray, grande esperto di alimentazione e di terapie naturali.
«La maggior parte della frutta e della verdura ha infatti un rapporto potassio-sodio di almeno 50:1.»

Basta scorrere la tabella proposta qui di seguito per esserne convinti. Eppure, nell'alimentazione di molte persone, e forse della maggior parte dei bambini e dei giovani, il rapporto potassio-sodio è rovesciato, cioè è il sodio a essere in quantità prevalente rispetto al potassio.

Alimento	Rapporto potassio-sodio
Fagioli	455:1
Banana	400:1
Noci	270:1
Mandarino	210:1
Avocado	165:1
Patate	130:1
Mele	90:1
Pomodoro	80:1
Cipolle	20:1
Riso	17:1
Filetto di manzo	7:1
Parmigiano	6:1
Pollo	6:1
Salame	*1:4**
Würstel	*1:5**
Margarina	*1:100**

* Rapporto potassio-sodio squilibrato.

membrane del nostro corpo funzionano bene quando pompano sodio all'esterno e assorbono potassio. Se il contenuto di sodio nel sangue è troppo elevato, questo meccanismo si inceppa. Il sodio non viene pompato all'esterno, e si accumula all'interno delle cellule, che si gonfiano fino a scoppiare. Molti studi hanno dimostrato che un'alimentazione ricca di sodio e scarsa di potassio può favorire l'insorgenza del cancro e delle malattie cardiocircolatorie, come arteriosclerosi, ipertensione e ictus, e compromette la funzionalità delle cellule muscolari e nervose e l'attività dei reni e delle ghiandole surrenali. Al contrario, un'alimentazione ricca di potassio e scarsa di sodio protegge da queste malattie.»

Per essere equilibrato, il rapporto potassio-sodio nella nostra alimentazione dovrebbe essere di 5 a 1 a favore del potassio. La dieta tipica di un *teen-ager* frequentatore dei *fast food* e accanito consumatore di merendine e *snack* rovescia addirittura il rapporto: assume sodio in quantità doppia rispetto al potassio!

Eppure, non dovrebbe essere difficile convincere i nostri figli a consumare cibi ricchi di potassio. Come mostra la tabella proposta alla pagina precedente, alcuni tra gli alimenti più ricchi di potassio sono anche molto amati dai bambini.

Importante: limitare il sale fin da piccoli

Nel corso di uno studio condotto in Olanda dall'Università Erasmo da Rotterdam, gli scienziati hanno rilevato che bambini a cui era stata fatta seguire, durante i primi anni di vita, una dieta contenente 120 mg di sodio il giorno contro gli abituali 330 mg, hanno mantenuto, a distanza di 15 anni, livelli di pressione minima più bassa rispetto ad altri bambini a cui non era stato limitato il consumo di sodio.

L'abitudine di non salare eccessivamente i cibi era rimasta man mano che i bambini crescevano. Secondo i risultati di numerose ricerche, una diminuzione anche modesta della pressione minima influisce notevolmente nella prevenzione delle malattie cardiocircolatorie.

A conclusione della loro ricerca, gli scienziati olandesi raccomandano, fin dalle prime pappe, di non aggiungere sale ai cibi destinati ai bambini e, al tempo stesso, di aumentare il consumo di vegetali e frutta per stabilire un rapporto corretto tra sodio e potassio.

Gli zuccheri

Gli zuccheri sono contenuti negli *snack* dolci, ma anche in molti cibi insospettabili. Il *ketchup*, la salsa di pomodoro con cui si possono irrorare gli hamburger venduti nei *fast food*, può arrivare a contenere il 50% di zucchero. Se poi, per aiutarsi a ingollare l'hamburger, si 'butta giù' una lattina di bevanda gassata, sono altri 25 g di zucchero che si aggiungono al pasto.
Non bisogna nemmeno farsi ingannare dalla scritta «*senza zucchero*» che appare su molte confezioni, comprese quelle dei prodotti naturali e biologici: si gioca infatti sull'ambiguità della parola 'zucchero'. In realtà, significa semplicemente che il prodotto non contiene *saccarosio*, lo zucchero bianco, ma può essere dolcificato con miele, fruttosio, sorbitolo, malto... Sono zuccheri più facilmente assimilabili dall'organismo, a volte contengono quantità notevoli di minerali e oligoelementi, ma contribuiscono pur sempre a fornire calorie.

Lo zucchero, nelle sue varie forme, oltre a essere il diretto responsabile del sovrappeso, innalza i livelli dei trigliceridi e del colesterolo nel sangue. Gli effetti negativi dello zucchero, sommandosi a quelli causati da un eccesso di sale, moltiplicano le probabilità di contrarre gravi malattie in età adulta.
Per smaltire lo zucchero, il pancreas è costretto a un superlavoro per fornire l'insulina necessaria ad assimilarlo. Se il consumo abituale di zucchero è eccessivo, con il passare del tempo il meccanismo collassa, e ci si ammala di diabete di tipo II. Un tempo, la malattia era caratteristica della mezza età, ma oggi, a causa delle cattive abitudini alimentari, appare sempre più frequentemente tra i giovani, perfino prima dei 20 anni.

Il problema della carie

Le malefatte del *bianco veleno*, come è stato definito lo zucchero, non finiscono qui. A conclusione di un esame degli studi più recenti pubblicati sulle riviste scientifiche di tutto il mondo, la Società Italiana di Biologia Sperimentale dichiara: «Il consumo dello zucchero favorisce la carie». Fin qui nulla di nuovo. È risaputo che lo zucchero è

acidificante e attacca lo smalto dei denti, oltre a impedire una corretta assimilazione del calcio, un minerale di cui sono costituiti i denti e le ossa.
Ma gli estensori dello studio aggiungono un'osservazione importante, che mette sotto accusa l'abitudine di scartocciare merendine e di succhiare caramelle e gomme da masticare: «La correlazione tra zucchero e carie non si basa sulla *quantità* di zucchero consumato, bensì sulla sua *frequenza* e *forma di consumo*». In altre parole, per la salute dei denti è più dannoso mangiare 3-4 caramelle nel corso della giornata piuttosto che una pari quantità di zucchero in una sola volta durante il pasto.
Lo dimostra un'iniziativa presa in alcune città tedesche dove, negli asili e nelle scuole, è stato proibito il consumo di dolci al di fuori dei pasti. Nell'arco di 14 anni, la percentuale di bambini senza carie è salita dal 9% al 26% nella città di Amburgo, e ha raggiunto il 54% a Heidelberg.

I grassi

Secondo i dati pubblicati dall'Istituto Nazionale della Nutrizione, nel corso degli ultimi 50 anni il consumo dei grassi in Italia è raddoppiato: oggi, infatti, rappresentano oltre il 40% del totale delle calorie consumate. Secondo le raccomandazioni dei nutrizionisti, non si dovrebbe, invece, superare il limite del 25-30%.
L'eccessivo consumo di grassi è considerato il responsabile dell'aumento dell'obesità, delle malattie cardiocircolatorie e di alcune forme di tumore.

I vari tipi di grassi

Tutti i grassi che si trovano in natura sono composti da una miscela di grassi *saturi* e *insaturi*. Se prevalgono i primi, si hanno grassi che a temperatura ambiente risultano solidi, come il burro, il lardo o lo strutto; se prevalgono i secondi, si hanno grassi liquidi, come l'olio di oliva e gli oli di semi.
A loro volta, i grassi insaturi si suddividono in *monoinsaturi*, di cui l'olio di oliva è il principale fornitore, e in *polinsaturi*, che sono con-

«*Come mai il mio bambino si ammala tanto spesso?*»

Una ricerca condotta dall'Università di Loma-Linda, in California, ha fornito una risposta plausibile a questa domanda, che tanti genitori si pongono. Gli scienziati californiani hanno dimostrato che il consumo di zucchero incide notevolmente sulla capacità dei globuli bianchi di neutralizzare i batteri: maggiore è la quantità di zucchero assunta, minore è la capacità dei globuli bianchi di distruggere gli organismi nocivi che provocano la malattia (*si veda* la tabella).

Quantità di zucchero assunto	**Batteri distrutti dai globuli bianchi**
6 cucchiaini	10 batteri
12 cucchiaini	5 batteri
18 cucchiaini	2 batteri
24 cucchiaini	nessun batterio distrutto

24 cucchiaini di zucchero sembrano una quantità esagerata. Eppure, secondo statistiche risalenti ancora al 1974, nei paesi sviluppati il consumo annuo di zucchero per persona è di 40 kg, che corrispondono a 109 g il giorno, pari a 27 cucchiaini. Quanto basta per annullare le nostre difese nei confronti dei batteri. Va anche ricordato che nel calcolo non si considera solo lo zucchero aggiunto al cibo o alle bevande, ma anche quello presente nella composizione di molti alimenti.

Alimento	**Percentuale di zucchero contenuto**
Bevande gassate	10-12%
Biscotti	20-30%
Caramelle	55-90%
Cioccolato	30-70%
Fiocchi di cereali	10-40%
Ketchup	20-50%
Marmellate e confetture	50-60%
Merendine	30-70%

Da queste considerazioni, si conclude che sarebbe bene evitare di dare come premio a un bambino esclusivamente qualcosa di dolce da mangiare. Perciò, anche se è difficile, cerchiamo a poco a poco di cambiare abitudini e di abolire il consumo indiscriminato di dolciumi!

tenuti nei semi oleosi (girasole, zucca, sesamo...), negli oli che se ne ricavano (solo se sono di prima spremitura a freddo) e nei pesci dei mari freddi.
I grassi mono e polinsaturi sono necessari al buon funzionamento dell'organismo: mantengono elastiche le membrane, sono componenti fondamentali di alcuni ormoni e aiutano l'organismo ad assimilare le vitamine A, D, E e K.
Sono invece da limitare i grassi animali, che sono saturi: non dovrebbero superare il 3% delle calorie assunte. Infatti fanno aumentare i livelli di colesterolo nel sangue, mentre quelli di origine vegetale non sottoposti a lavorazioni chimiche, come l'olio extravergine di oliva, lo riducono.
Ecco perché gli esperti consigliano di consumare in prevalenza grassi di origine vegetale, preferendo, tra questi, l'olio extravergine di oliva.

Le proprietà benefiche dell'olio extravergine di oliva

Secondo numerosi studi condotti tra le popolazioni del bacino del Mediterraneo, che condiscono i cibi con l'olio d'oliva, si è rilevato che l'incidenza di malattie degenerative è inferiore a quella rilevata presso popolazioni che vivono in altre zone della Terra.

La superiorità dell'olio d'oliva rispetto ad altri grassi è data dall'equilibrio dei suoi componenti. A differenza dei grassi animali, quelli dell'olio d'oliva sono per il 90% insaturi: non determinano un accumulo di colesterolo, e hanno un'azione protettiva sulle arterie. Inoltre la composizione dei grassi dell'olio d'oliva, tra tutti gli oli di origine vegetale, è la più vicina a quella del grasso del corpo umano.
Durante la lavorazione, questo tipo di olio non subisce alcun trattamento di riscaldamento. Quando sono riscaldati, infatti, i grassi insaturi si trasformano in saturi, e perdono così le loro proprietà benefiche.

A differenza di molti oli di semi, che sono raffinati e quindi privati del loro contenuto di vitamine, l'olio extravergine di oliva contiene una quantità elevata di vitamina E. Inoltre, facilita l'assorbimento delle vitamine solubili nei grassi, come la A, la E e la D.
È anche in assoluto l'olio più facilmente digeribile. Stabilito a 100 il

Olio d'oliva o di semi?

Per un certo periodo, alcuni medici e naturopati hanno raccomandato di usare, al posto dell'olio d'oliva, gli oli di semi, perché più ricchi di grassi polinsaturi; questo tipo di grassi, in particolare, l'*acido linoleico* e quello *linolenico*, serve all'organismo per la formazione delle *prostaglandine*, sostanze simili agli ormoni che mantengono la normale elasticità delle membrane e prevengono i depositi di colesterolo e di altri grassi sulle pareti delle arterie. Da qui la convinzione che, più se ne ingeriva, tanto maggiori sarebbero stati i benefici.

In realtà, il fabbisogno di grassi polinsaturi non deve superare l'1% di tutta l'alimentazione, e l'olio di oliva ne contiene quantità sufficienti.
Inoltre, la quantità di calorie è identica nell'olio di oliva come negli oli di semi, ma contrariamente all'olio di oliva, gli oli di semi non sono adatti per cotture ad alte temperature. Se riscaldati troppo, formano infatti sostanze tossiche che provocano alle cellule del nostro organismo danni simili a quelli causati dalle radiazioni.
In più, alcuni oli vegetali che si trovano in commercio sono estratti utilizzando solventi e alte temperature che ne snaturano le proprietà e li privano del loro contenuto in vitamine.

Gli oli vegetali a confronto

I dati proposti nella tabella qui di seguito si riferiscono unicamente a oli spremuti a freddo, che si possono trovare nei negozi di alimentazione naturale e in alcuni supermercati. I valori sono indicativi: vi possono essere notevoli variazioni, che dipendono dalla zona da cui gli oli provengono, dall'annata e dalla lavorazione subìta.

Tipo di olio	Grassi saturi	Grasso oleico monoinsaturo	Grasso linoleico polinsaturo	Digeribilità	Modo di impiego
Extravergine di oliva	10%	75%	10%	100%	Insalate, fritti, salse
Cartamo	10%	12%	73%	81%	Salse, insalate
Girasole	11%	22%	63%	83%	Salse
Sesamo	12%	43%	41%	36%	Salse, insalate
Mais	16%	58%	23%	92%	Salse

valore di digeribilità dell'olio di oliva, l'olio di girasole viene digerito all'83%, quello di arachide all'81%, quello di sesamo al 57% e quello di mais soltanto al 36%.

Le 'malefatte' dei grassi vegetali idrogenati

Oltre a burro e olio, tra i grassi rientrano anche le margarine, o *grassi vegetali idrogenati*. Per produrle, gli oli di semi devono passare dallo stato liquido a quello solido, attraverso un processo di idrogenazione: si aggiunge, cioè, idrogeno alle loro molecole. Si viene così a creare un tipo di grassi, chiamati *trans*, che in natura si trovano, in quantità minima, soltanto in alcuni grassi di origine animale.

«Molte persone pensano di fare un favore al loro organismo quando mangiano margarina invece di burro e di grassi saturi, ma in realtà lo stanno danneggiando ancora di più,» scrive Michael T. Murray. «Non solo la margarina e gli altri oli vegetali idrogenati innalzano il colesterolo LDL, quello *cattivo*, ma abbassano il livello di quello *buono*, il colesterolo HDL. Inoltre, interferiscono con l'assimilazione degli acidi grassi essenziali, e sono sospettati di provocare alcuni tipi di cancro.»

Le 'malefatte' delle margarine non finiscono qui. Un gruppo di epidemiologi dell'Università di Harvard, negli Stati Uniti, ha messo in relazione il consumo di margarina con la tendenza ad ammalarsi di disturbi cardiocircolatori. Dopo avere tenuto sotto osservazione, per diversi anni, l'alimentazione di 84 000 persone, i ricercatori americani sono arrivati alla conclusione che il consumo eccessivo di grassi *trans* fa aumentare notevolmente la probabilità di ammalarsi.
Nelle conclusioni del loro studio, raccomandano di tornare ai grassi tradizionali: «La sostituzione, fin dalla più tenera età, dei grassi *trans* con grassi monoinsaturi e polinsaturi, come quelli che si trovano nell'olio di oliva e nei pesci dei mari freddi, oltre a evitare le malattie cardiocircolatorie, riduce sostanzialmente il rischio di sviluppare il diabete».

È bene tener presente che i grassi vegetali idrogenati ormai sono presenti ovunque. Oltre il 90% di biscotti, torte e prodotti da forno confezionati contiene questo ingrediente, e spesso in quantità cospicue.

Le insidie nascoste nel fast food

Fast food è un'espressione americana che significa 'cibo veloce'. Un tempo, il pasto era il momento del riposo. Soprattutto in campagna, al pranzo di mezzogiorno seguiva la siesta, un paio di ore di sonno per interrompere il ritmo di una giornata lavorativa, che allora iniziava alle 5 del mattino.
Oggi i ritmi e le abitudini di vita sono radicalmente cambiati.
Mario Valpreda, direttore del servizio regionale piemontese Igiene e sanità pubblica, che ha svolto un'indagine sui locali che vendono *fast food* della sua regione, stima che siano più di 20 milioni gli italiani che mangiano almeno una volta il giorno fuori di casa: approssimativamente, un italiano su 3. Ma la percentuale è molto più alta nei grandi centri abitati, dove il pranzo è pressoché scomparso ed è stato sostituito dalla *pausa*, una veloce interruzione per ingoiare in fretta un panino, spesso stando in piedi e continuando a discutere di lavoro.
È nato così il *fast food*, un cibo che richiede pochi minuti per la preparazione, viene ritirato direttamente al banco del bar e si può consumare appollaiati su uno sgabello o seduti al tavolo senza dover aspettare il servizio del cameriere.
Gli americani sono stati i primi ad aver creato appositi centri di distribuzione, chiamati appunto *fast food,* dove sono serviti in prevalenza *hamburger* (grosse polpette di carne racchiuse in un panino rotondo), *hot dog* (würstel conditi con senape), patatine fritte e bevande gassate non alcoliche.

Fast food e slow food

Dagli Stati Uniti, i *fast food* hanno invaso l'Europa penetrando perfino in Italia, dove però non hanno eguagliato il successo riscosso in altre nazioni europee prive di tradizioni gastronomiche radicate come le nostre.

E infatti, proprio in Italia, è nato il movimento detto *Slow food* ('cibo lento') per contrastare l'avanzata del cibo veloce. Come si legge nel manifesto programmatico: «La velocità è diventata la nostra catena, tutti siamo in preda allo stesso virus: la *fast life*, 'vita veloce', che sconvolge le nostre abitudini, ci assale fin nelle nostre case, ci rinchiude a nutrirci nei *fast food*.

Ma l'*homo sapiens* deve recuperare la sua saggezza e liberarsi dalla velocità che può ridurlo a una specie in via d'estinzione. Iniziamo proprio a tavola con lo *slow food*, contro l'appiattimento del *fast food*, e riscopriamo la ricchezza e gli aromi delle cucine locali».

Se pure in Italia i *fast food* non sono così diffusi come altrove, oggi non c'è città di una certa dimensione che non abbia le insegne chiassose del 'cibo veloce'. A esserne attirati sono soprattutto i bambini e i ragazzi. Feste, *gadget*, arredamento sono appositamente studiati per loro e, una volta agganciati, difficilmente decidono di non tornare.

Gli adulti, invece, preferiscono il tradizionale bar dell'angolo, che spesso, accanto al panino che si potrebbe definire il *fast food* all'italiana, offre anche piatti più equilibrati e nutrienti.

Ma perché fa male alla salute?

A parte le considerazioni generali sulla necessità che il pasto sia una pausa nella frenesia quotidiana, il *fast food* costituisce, dal punto di vista nutritivo, una proposta non equilibrata.

Che cosa si trova nel fast food

La tabella proposta qui di seguito è stata messa a punto nel 2002 dal Servizio di Informazione sull'Alimentazione Umana degli Stati Uniti, un'istituzione al di sopra di ogni sospetto. I dati che vi sono contenuti possono essere applicati con trascurabili variazioni a qualsiasi *fast food* delle grandi catene, in qualsiasi paese del mondo.

Per una scelta specifica dei produttori, volta a minimizzare i costi, il contenuto e le porzioni del *fast food* sono rigorosamente definiti e, a parte la salsa che ciascuno può aggiungere secondo i suoi desideri, ciò che si può consumare a Milano o a Palermo si trova identico a Sidney, Tokyo e Buenos Aires.

Nella tabella, tra parentesi in corsivo sono indicati i valori percentuali rispetto alle quantità raccomandate per un adulto. Bisogna considerare che un grammo di grasso corrisponde a 9 calorie.

Piatto	Calorie	Grassi totali (g)	Grassi saturi (g)	Colesterolo	Sodio (mg)
Sandwich con cheeseburger (189 g)	540	31 (*48%*)	15 (*75%*)	100 (*33%*)	1150 (*44%*)
Sandwich con hamburger (216 g)	590	34 (*52%*)	11 (*55%*)	85 (*28%*)	1090 (*45%*)
Sandwich con tonno e maionese (352 g)	419	21 (*32%*)	5 (*25%*)	42 (*14%*)	1180 (*49%*)
Sandwich con bastoncini di pesce e salsa tartara (262 g)	710	39 (*60%*)	15 (*75%*)	50 (*17%*)	1160 (*48%*)
Patatine fritte (160 g)	500	25 (*38%*)	7 (*35%*)	0 (*0%*)	880 (*37%*)
Milk shake small (333 g)	620	32 (*49%*)	21 (*105%*)	95 (*32%*)	310 (*13%*)

Fonte: Servizio di Informazione sull'Alimentazione Umana, Stati Uniti, 2002

- Salta subito all'occhio che il consumo di *fast food*, sia quello di tipo americano sia, in molti casi, anche il panino all'italiana, porta facilmente a superare i limiti di sodio e di grassi raccomandati.

- Se a questa considerazione si aggiunge il fatto che verdure o frutta sono totalmente assenti, si deve concludere che gli amanti del *fast food* e i fedeli consumatori del panino al bar rischiano, in poco tempo, di sovraccaricare l'organismo di grassi saturi e di sodio, oltre a sviluppare carenze di vitamine, sali minerali, enzimi e oligoelementi, tutte sostanze che si trovano principalmente nella frutta e nella verdura.

- C'è poi un terzo elemento che fa del *fast food* un cibo di scarso valore nutritivo. Contrariamente alle raccomandazioni dei nutrizionisti, secondo i quali il pasto ideale deve essere composto prevalentemente da carboidrati complessi (pane, pasta, riso, cereali), la maggior parte delle calorie del *fast food* proviene dai grassi. In tutte le proposte del *fast food* l'apporto di carboidrati consiste unicamente nel panino o nel sandwich che accompagna l'alimento principale. Quindi, anche se il calcolo totale delle calorie potrebbe essere accettabile, la sua composizione in termini del rapporto tra carboidrati, proteine e grassi è tutta sbilanciata a favore di questi ultimi. Inoltre, nel valutare i dati che appaiono nella tabella, si deve tenere presente che non sono stati calcolati il consumo di bevande zuccherate e le aggiunte di salse e di sale. È quindi probabile che il consumo abituale di *fast food* porti all'obesità.

Abitudini alimentari sotto accusa

Uno studio condotto dal Karolinska Institute di Stoccolma conferma i sospetti che una frequentazione abituale di *fast food* o il consumo regolare dei panini del bar da parte dei bambini moltiplicano la probabilità di soffrire, da adulti, di malattie al sistema digestivo.
I ricercatori svedesi hanno esaminato le abitudini alimentari di 297 persone affette da due gravi malattie dello stomaco, il morbo di Crohn o la rettocolite ulcerosa, e le hanno paragonate con quelle di 305 persone sane. Dall'indagine è risultato che chi consuma anche solo 2 pasti la settimana in un *fast food* aumenta di ben 4 volte rispetto alla media il rischio di sviluppare queste malattie.
Ma non è tutto qui. Alcuni tipi di patatine fritte e fiocchi di cereali sono stati messi sotto accusa nel corso di un seminario condotto, sotto gli auspici della World Health Organization, nel giugno del 2002, perché contengono notevoli livelli di acrilamide, sostanza altamente cancerogena e che provoca anche danni ai nervi, che si forma quando gli alimenti sono sottoposti a cotture ad alta temperatura, per esempio nella carne cotta alla griglia.
«Siamo molto preoccupati, e dobbiamo attivarci urgentemente per ridurre i livelli di acrilamide nel cibo,» ha dichiarato Dieter Arnold, uno scienziato dell'Istituto per la difesa della salute dei consumatori della Germania che ha presieduto il seminario.

Come mangia mio figlio?

Se siete entrati in libreria e avete comprato questo libro, significa che siete attenti all'alimentazione dei vostri bambini ma, con ogni probabilità, non ne siete per nulla soddisfatti. Siete convinti che mangino male, 'schifezze', appunto! E vi macerate nel timore che prima o poi si ammalino. Nei capitoli precedenti, abbiamo cercato di definire con chiarezza il termine *schifezza*: un alimento di bassa qualità i cui ingredienti principali sono sostanze 'pericolose' come zucchero, grassi, sale e additivi.

Abbiamo dato il resoconto delle ricerche scientifiche che provano come una cattiva alimentazione avvii i bambini verso l'obesità, li esponga al rischio di sviluppare malattie, in particolare allergie, e che, in alcuni casi, possa modificare perfino il loro comportamento.

L'esame del suo menù

Adesso siamo arrivati al nodo: *che cosa* fare per modificare il regime alimentare dei nostri instancabili sgranocchiatori, ma, soprattutto, *come* fare?

Più il bambino è grande, più radicate sono le sue abitudini, più difficile sarà cercare di cambiargliele. Gli ostacoli sembrano insormontabili: dobbiamo contrapporci all'influenza dei suoi amici, contrastare la forza persuasiva della pubblicità, convincerlo ad assaggiare nuovi sapori e ad abbandonare quelli che gli piacciono di più. Forse, noi stessi saremo costretti a rinunciare a qualcuno dei nostri piatti preferiti.

A 2 anni inizia la ribellione

Secondo i risultati di un'indagine condotta dal sociologo francese Claude Fishler su un campione di 160 genitori, i primi contrasti su ciò che si deve mettere nel piatto iniziano a 2 anni.

Il 40% degli intervistati segnala che i loro piccoli, messi di fronte a una nuova pietanza, stringono le labbra, scuotono la testa e dicono: «*No!*»
L'altro 60% dei genitori si lamenta che i bambini sono svogliati o che il loro appetito si risveglia solo di fronte a merendine, cioccolato, gelati e *snack*, uniformemente distribuiti nel corso della giornata.
Prima di prepararci allo scontro, conviene definire con chiarezza i termini del conflitto: fare un bilancio accurato, o forse accorato, della situazione per valutare quali cambiamenti siano da apportare al menù, e valutare le tensioni che caricano di emozioni il triangolo di rapporti che si sono instaurati tra noi, la pappa e il bambino.
Cominciamo allora ad analizzare le abitudini alimentari dei nostri figli per capire precisamente dove il nostro intervento è più urgente.

Il metodo dei cinque gruppi

Piuttosto che consultare aride tabelle, dove il cibo viene dissociato in proteine, carboidrati, sali minerali e vitamine, il modo più semplice e affidabile è accorpare nello stesso gruppo gli alimenti che hanno più o meno lo stesso valore nutritivo, e valutare attentamente quante volte, nel corso di una giornata, il bambino consuma un alimento di ciascun gruppo.

1. **Gruppo della pasta**: comprende anche pane, cracker, grissini, pizza, focacce, biscotti, polenta, riso, fiocchi di cereali, patate.
2. **Gruppo delle verdure e della frutta**: è la fonte principale di vitamine e sali minerali.
3. **Gruppo della carne e delle sue alternative**: oltre a carne e salumi, comprende anche uova, latte, yogurt, formaggi, legumi.
4. **Gruppo dei grassi**: olio, burro, panna...
5. **Gruppo degli zuccheri**: zucchero bianco, caramelle, miele, cioccolato, merendine, bevande gassate, dolciumi.

Approfittando di un lungo week-end o di una vacanza, teniamo a portata di mano carta e penna e, ogni volta che il bambino attinge a un alimento appartenente a uno dei cinque gruppi, prendiamone nota su una scheda come quella che proponiamo qui di seguito.

Ma, attenzione: per *volta* non si intende un'intera porzione somministrata a parte.
Per esempio, la pasta con i broccoli conterà come *una volta* del gruppo pasta e *una volta* del gruppo verdure.
Ciò che interessa non è la quantità del cibo: una caramella va registrata come una porzione di zucchero, e un bel piatto di spaghetti come una porzione di pasta, nonostante il peso tra i due alimenti sia notevolmente diverso. È importante invece la frequenza con cui si consuma un certo alimento.

Che cosa ha mangiato oggi il mio bambino?

Facciamo un esempio pratico.

Data (14.05.02)	**Tipo di cibo consumato**	**Gruppo pasta**	**Gruppo verdura e frutta**	**Gruppo carne e alternative**	**Gruppo grassi**	**Gruppo zuccheri**
Colazione	tè zuccherato					X
	biscotti	X				X
Pranzo	pasta con ragù	X		X		
	bistecca ai ferri			X		
	insalata con olio		X		X	
	banana		X			
Merenda	pane e cioccolata	X				X
Fuori pasto	caramella					X
	barretta ai cereali	X				X
	lecca-lecca					X
	succo zuccherato		X			X
Cena	risotto allo zafferano	X				
	prosciutto			X		
	patate fritte	X			X	
Situazione reale		6	3	3	2	7
Situazione ideale		6	5	4	2	2
Lo squilibrio		0	-2	-1	0	+5

Dalla scheda della giornata presa in esame, salta subito all'occhio che il nostro piccolo consuma cibi troppo ricchi di zuccheri, e frutta e verdura in quantità insufficienti.
Lo sapevamo! Ma la situazione, vista nero su bianco, appare più convincente.
Il provvedimento più urgente da prendere consiste nell'aumentare le occasioni per consumare frutta e verdura, eliminando drasticamente quelle in cui il bambino mette in bocca qualcosa di dolce.

Come abbiamo già spiegato, per il momento non dobbiamo essere preoccupati delle *quantità*, quanto piuttosto del *numero di volte* in cui il bambino sceglie di mangiare qualcosa che appartenga a un gruppo di alimenti piuttosto che a un altro.

Ciò che interessa è creare delle abitudini. Se tutte le volte che il nostro piccolo ha voglia di sgranocchiare qualcosa scegliesse un frutto o una carota piuttosto che una caramella o una merendina, la sua alimentazione ne guadagnerebbe immensamente.

Come migliorare il menù nella pratica

Senza addentrarci in un discorso complessivo sulle buone regole alimentari, sarebbero sufficienti alcuni piccoli, ma decisivi interventi per capovolgere la situazione.

- Facciamo sparire dalla nostra casa dolciumi di qualsiasi genere.
- Variamo il tipo di proteine, alternando la carne con altre fonti: il pesce, lo yogurt, i legumi, il latte, i formaggi freschi, le noci.
- Scegliamo la frutta che a lui piace e teniamola sempre a portata di mano quando, durante il giorno, ha voglia di mangiare qualcosa.
- Sostituiamo le bevande gassate con spremute di frutta o succhi senza aggiunta di zucchero.

Ecco come potrebbe cambiare il menù giornaliero, dopo una settimana di interventi di questo tipo.

Data (19.09.02)	**Tipo di cibo consumato**	**Gruppo pasta**	**Gruppo verdura e frutta**	**Gruppo carne e alternative**	**Gruppo grassi**	**Gruppo zuccheri**
Colazione	latte			X		
	biscotti secchi	X				
Pranzo	pasta al pomodoro	X	X			
	trota al cartoccio			X		
	carote con olio e limone		X		X	
Merenda	pane e marmellata	X				X
Fuori pasto	banana		X			
	spremuta di frutta		X			
	uvette		X			
	biscotto	X				
	pane e noci	X		X		
Cena	pasta e ceci	X		X		
	fagiolini con olio e limone		X		X	
	tisana con miele					X
Situazione reale		6	6	4	2	2
Situazione ideale		6	5	4	2	2
Lo squilibrio		0	+1	0	0	0

I vantaggi del metodo dei cinque gruppi

Oltre all'obiettivo fondamentale di fornire un'alimentazione equilibrata, il metodo dei cinque gruppi offre tre vantaggi.

1. Ci libera dall'ossessione del cibo

«*Il mio bambino non mangia la carne!*» ci lamentiamo. Non è necessario farne una tragedia. Invece della carne può bere il latte, mangiare una scheggia di parmigiano reggiano o un piatto di pasta e fagioli.
«*Non gli piace il cavolfiore con la besciamella!*» osserva risentita la nonna. In realtà, non piace nemmeno al papà, che gode di perfetta salute.

Non costringendolo a mangiare un determinato alimento, quanto piuttosto invitandolo a sceglierne uno appartenente allo stesso gruppo, il bambino, pian piano, sceglierà i suoi cibi preferiti, e scopriremo che riuscirà a mettere insieme un menù ben equilibrato. Noi troveremo più facile evitare di impuntarci per obbligarlo a mangiare i cibi che gli abbiamo preparato.

Schivato lo scoglio dello scontro frontale, dell'imposizione a tutti i costi, ci accorgeremo che, improvvisamente, diventerà molto meno complicato andare d'accordo sul menù.

2. *Rende più semplice controllare l'alimentazione*

Anziché essere costretti a fare difficili calcoli su concetti astratti come proteine, carboidrati, grassi e sali minerali, è sufficiente controllare che il bambino abbia mangiato qualcosa di ciascuno dei cinque gruppi di alimenti per sapere che la sua alimentazione è stata tendenzialmente equilibrata. Non è un calcolo scientificamente rigoroso ma, nella pratica, funziona.

All'inizio avremo bisogno della scheda, ma in breve tempo programmare i pasti secondo questo schema diventerà per noi un riflesso condizionato.

3. *Combinare un menù equilibrato diventa più facile*

Sapendo che gli alimenti di ciascun gruppo hanno un valore nutritivo equivalente e sono interscambiabili, potremo:

- creare, di volta in volta, combinazioni diverse, ma sempre equilibrate;
- accettare la svogliatezza del nostro bambino. Se un giorno, all'asilo, non ha voluto mangiare la carne, non c'è da preoccuparsi: a casa gli possiamo offrire un alimento che fa parte dello stesso gruppo: il pesce, le uova, i fagioli, o anche solo delle nocciole. Saremo sicuri di avergli dato ugualmente le proteine di cui ha bisogno;

• rispettare le sue antipatie alimentari. Se odia le verdure e non c'è verso di fargliele mangiare, non disperiamoci. Potrà assumere vitamine, sali minerali e fibra mangiando più frutta.

La piramide alimentare

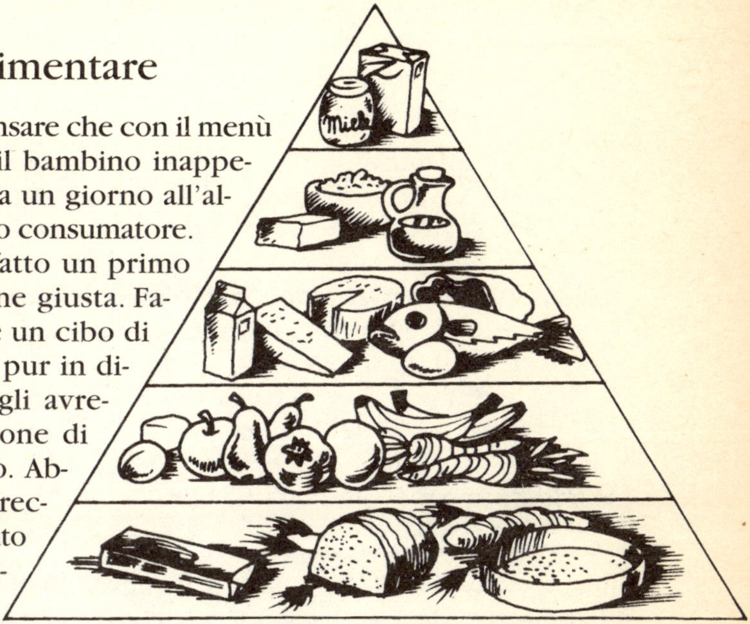

Sarebbe ingenuo pensare che con il menù dei cinque gruppi il bambino inappetente si trasformi, da un giorno all'altro, in un disciplinato consumatore. Tuttavia, abbiamo fatto un primo passo nella direzione giusta. Facendogli assaggiare un cibo di ciascun gruppo, se pur in dimensioni minime, gli avremo fornito l'embrione di un menù equilibrato. Abbiamo aperto una breccia nel muro del rifiuto e, pian piano, riusciremo ad allargarla.

Più pesce per essere di buon umore

Ricercatori americani hanno somministrato a un gruppo di scimmie neonate un supplemento contenente olio di pesce del tipo omega-3. Arrivate all'adolescenza, le scimmiette nutrite con l'olio di pesce mostravano un carattere meno aggressivo e prepotente delle loro compagne rimaste prive del supplemento. Non solo. Erano anche meno soggette a momenti di depressione e di cattivo umore. «Inoltre,» osserva Joseph Hibbeln, direttore del Laboratorio di biochimica dell'istituto sull'alcolismo (NIAAA), «la tipica dieta occidentale, basata su prodotti conservati e di origine animale, è ricca di grassi che tendono a rendere le cellule del cervello meno elastiche e quindi meno adatte a gestire il traffico dei neurotrasmettitori cerebrali.»

L'obiettivo è strutturare la sua alimentazione in modo che le percentuali dei cinque gruppi non siano uguali, ma si distribuiscano fino a formare una piramide.

- La base è costituita da pane, pasta, patate, riso, cereali di vario tipo, che devono coprire il 60% dell'alimentazione. Sono i cibi che forniscono energia. Solitamente, sono anche gli alimenti verso i quali i bambini hanno meno rifiuti.

- Il secondo piano, un po' meno esteso, ma pur sempre solido, è quello della frutta e della verdura, indispensabili per assicurare all'organismo le sostanze più preziose: vitamine, minerali, enzimi, antiossidanti, fibre. Lo scontro avviene solitamente sulle verdure, e nemmeno su tutte. Molti bambini sgranocchiano felici una carota, ma sono assaliti da un senso di repulsione davanti ai finocchi lessi. Se abbiamo l'impressione che la battaglia sulle verdure sia persa in partenza, non insistiamo, e offriamo loro la frutta di stagione, quella che preferiscono. Spesso i fabbisogni dell'organismo in un particolare momento della nostra vita ci spingono a scegliere proprio i cibi di cui sentiamo maggiormente la necessità.

- Al centro della piramide ci sono le proteine. Non è necessario consumarne grandi quantità: è sufficiente che coprano il 10-12% di tutta l'alimentazione. Lo yogurt, un cibo fermentato e quindi facilmente digeribile, ricco inoltre di calcio, è una delle migliori fonti di proteine per un bambino in crescita, ed è in genere amato dai piccoli anche nella sua versione senza zucchero. Può essere consumato da solo o usato come condimento in piatti salati: per esempio, del riso lessato arricchito con yogurt, cui si sia aggiunto un filo d'olio extravergine di oliva e uno spicchio di aglio schiacciato, spesso solleva gli entusiasmi dei bambini.

- Alla punta della piramide si trovano grassi e zuccheri. Gli zuccheri semplici non sono indispensabili, mentre la frutta è un'ottima fonte di zuccheri facilmente assimilabili. Tuttavia, è difficile negare un piccolo peccato di gola ai nostri bambini, che sono alle prese con le tentazioni da parte dei compagni e della pubblicità. Un quadratino di ottimo cioccolato con un'alta percentuale di cacao (50-70%) è il meno dannoso degli sgarri: contiene magnesio, importante per il sistema nervoso, ed è ricchissimo di potassio, necessario per riequilibrare il sodio che, solitamente, è in eccesso nella nostra alimentazione.

Gusti culinari e sapori affettivi

Non mi va il minestrone e papà si arrabbia. Allora la mamma mi difende e gli dice: «Ma anche a te non va!»

(Luisa, 5 anni)

Papà dice che nessuno fa gli involtini come la sua mamma, però sta nel Canada. La mia mamma dice che è proprio curiosa di sapere che cosa ci mette dentro, il miele forse, e un giorno o l'altro farà quel viaggio.

(Stefano, 6 anni)

Fin da piccola ero cicciottella. Per mia madre, era un'ossessione: «Mangia, mangia, che sei magrolina». E ora! Passo da una dieta all'altra, ma non riesco mai ad avere una linea decente. Grazie alla fissazione di mia madre!

(Ludovica, 32 anni)

A distanza di anni, nelle parole di Ludovica trapela ancora un risentimento: è convinta che sia colpa della madre se, per tutta la vita, ha dovuto lottare con qualche chilo in più. Probabilmente, il rapporto tra Ludovica e sua madre ha radici diverse da quelle gastronomiche. Tuttavia, si deve ammettere un fatto: le abitudini alimentari inculcate dai genitori si portano dietro per il resto della vita. E se da adulti ci arrovelliamo per eliminare qualche chilo in più, quando abbiamo un bambino ci arrovelliamo perché ci sembra abbia sempre qualche chilo in meno.

Dati alla mano, il 40% delle consultazioni pediatriche riguarda questioni d'appetito. Il tema è sempre uguale: «*È patito*», «*Mangia poco*», oppure, ricorrendo a un'espressione rivelatrice: «*Il mio bambino non mi mangia*»: quel *mi* in più potrebbe rivelare l'inconscio desiderio di essere 'mangiate', appunto, dal proprio bambino, per poter rimanere un tutt'uno con lui come quando lo si portava in grembo. Hanno ragione? «Il problema dell'appetito non esisterebbe se non ci pensassero gli adulti a farlo nascere,» scrive Marcello Bernardi nel suo libro *Il nuovo bambino*. «Se il bambino viene rispettato nei suoi desideri e nelle sue esigenze, se non si pretende che mangi sempre un pochino di più di quello che lui vorrebbe, se non ci si lascia prendere dall'ansia della bilancia, il problema dell'appetito non sorgerebbe mai.» L'appuntamento con l'ansia coincide con la nascita del bimbo.

Sì, mangia, ma poco e spesso, non riesco a dargli orari!

(Francesca, neomamma di 26 anni)

Fa quattro, cinque poppate e plof! si addormenta. E guai a svegliarlo, urla disperato!

(Luisa, 28 anni)

Questa volta, ho deciso di allattarlo al seno, ma che fatica farlo succhiare!

(Silvia, 26 anni, già al secondo figlio)

Dubbi, angosce, perplessità che trasformano il momento del cibo in un appuntamento con l'ansia, e che rischiano di essere la premessa di un rapporto difficile che potrebbe accompagnare il nostro bambino ben oltre i primi anni di vita.

Il bambino sa regolarsi da solo

Eppure, i dati scientifici escludono qualsiasi possibilità che il bambino non sappia regolarsi da solo.

Il cibo non è un dovere

Il biberon e la pappa soddisfano un bisogno e non sono un impegno, una ricompensa, o, peggio ancora, una punizione o un ricatto. Tutti intendimenti che nulla hanno a che fare con la crescita e la salute del nostro piccolo.

Se partiamo da questa profonda convinzione, eviteremo che la poppata, il seggiolone oppure la tavola si trasformino in veri e propri campi di battaglia.

L'affetto che entra nel piatto

Di fronte a un bambino che storce la bocca e si gira dall'altra parte davanti al cucchiaio che tendiamo con sollecitudine carica d'affetto, è difficile non essere assaliti dalla percezione che ci rifiuti.
Per ragioni ataviche, rifiutare il cibo è segno di ostilità. Rimanerci male è più che normale. Da qui è facile concludere che il piccolo ci vuole più bene quando mangia di più, e ci vuole meno bene quando mangia di meno. E allora, saltano fuori le frasi che non dovremmo mai pronunciare, per esempio il ricatto: «*Mangia, sennò la mamma piange!*» Oppure, la gratificazione: «*Bravo il mio bambino che ha mangiato tutta la pappa della sua mamma!*»

La disciplina si insegna a tavola?

Mangiare è prima di tutto il soddisfacimento di un bisogno fisiologico. Dopo il pasto, il bambino si sente meglio, è appagato. Così pure noi, per avere avuto l'opportunità di trascorrere del tempo in intima comunicazione con il nostro piccolo, a patto di essere riusciti a soprassedere alle sue sfide, come quando butta la forchetta per terra.
Se non rispondiamo alle sue provocazioni, come quando affonda entrambe le manine nel piatto di pastasciutta al sugo, ma le accettiamo con un pizzico di *humour*, allora anche per il bambino le bravate perderanno di sapore. Proprio perché non drammatizziamo diventeranno meno divertenti anche per lui.

L'istinto di dargli sempre da mangiare

Per millenni, la donna è stata la nutrice, colei che provvedeva alla sussistenza della famiglia e della tribù. La mamma, da sempre, garantisce il cibo, e tanto, perché, un tempo, in periodi di carestia, l'essere grassi era garanzia di sopravvivenza. Oggi, quando la minaccia viene piuttosto dal sovrappeso e dall'obesità, l'antica convinzione, per quanto assurda, sussiste ancora. «*Che bambino bello grasso,*» esclamiamo con convinzione.

In effetti, fino al compimento del primo anno di età, se le forme del bambino sono rotondette, non ci si deve preoccupare. La convinzione che la tendenza all'obesità si consolidi fin dal primo anno di vita è stata sfatata. L'eccesso di grasso può essere ancora corretto, sostengono gli esperti. Ma se i chili in più rimangono ben oltre il primo compleanno, esiste il rischio che per tutta la vita si debba combattere per mantenere il peso entro confini sopportabili.
Un bambino che a 4 anni è ancora sovrappeso rischia di diventare obeso. «*Dimagrirà*,» si dice. Ma non è molto probabile. Se i chili di troppo sono dovuti a un'alimentazione squilibrata, la tendenza a nutrirsi di 'schifezze' sarà molto difficile da correggere. Alla soglia dell'adolescenza, quando il desiderio di essere accettati dagli altri prevale sulla voglia di cibo, l'incapacità di liberarsi da un corpo torpido sarà, per lui o per lei, fonte di acuta sofferenza.

Come favorire un rapporto corretto con il cibo

Come genitori, è nostro dovere fare di tutto per regalare ai nostri figli un corpo che rifletta lo splendore della loro anima. Ecco, anno per anno, quello che dobbiamo fare, per presentare loro questo dono.

Da 0 a 1 anno

Nel lattante, il meccanismo della fame è programmato alla perfezione. Il suo pancino è un orologio svizzero, che lo informa con impareggiabile precisione quando è il momento di piangere e di lanciare il segnale alla mamma che lui ha fame. Nessuna possibilità che rischi la denutrizione perché si dimentica di mangiare. La sua sveglietta interna trilla al momento giusto, e avvisa che è ora della pappa. E sa anche regolarsi sulle quantità, in particolare se l'allattamento è al seno. Durante il primo mese, i suoi orari possono sembrare piuttosto stravaganti, e la mamma deve adattare i ritmi del proprio sonno a quelli delle poppate, ma se si asseconda il piccolo, ben presto l'orario dei suoi pasti diventerà regolare come quello di un vecchio pensionato. L'unico segreto è seguire i suoi ritmi, senza imporgliene altri, per comodità o per paura che ciò che mangia non sia abbastanza.

«La metodicità delle pause tra i pasti è essenziale perché il neonato acquisti via via il senso del tempo e della scansione delle poppate,» osserva il grande pediatra americano Berry T. Brazelton. «Ma deve essere una conquista del bambino e non una forzatura imposta dai genitori.»

Che cosa fare, in pratica, per non interferire nella definizione dei ritmi di un bambino?

Non offriamo il latte ogni volta che piange

Se quando ha fame il bambino piange, non è vero il contrario: non sempre il bambino piange per fame. Può avere caldo, essere bagnato, avere male al pancino.
Come regolarsi? I puericultori più aggiornati consigliano di lasciar passare almeno 2 ore tra una poppata e l'altra: il tempo necessario perché il piccolo digerisca e impari a riconoscere gli stimoli della fame.

Mai svegliarlo perché 'deve' mangiare

Proviamo a immaginare come reagiremmo noi se, alle 7 della domenica mattina, qualcuno ci svegliasse per informarci che è arrivata l'ora alla quale solitamente facciamo colazione. Nell'ipotesi più rosea, ci gireremmo dall'altra parte, grugnendo qualche insulto. Più probabilmente, afferreremmo il primo oggetto sotto mano per scagliarlo contro l'importuno.
Se ne avesse la capacità, il nostro piccolo reagirebbe allo stesso modo. In genere, se il bambino dorme, è buona regola non svegliarlo. Potrà rimandare il pasto di una mezz'ora o, in alcuni casi, saltarlo del tutto. Come noi a volte non abbiamo fame, allo stesso modo il neonato ha il diritto di saltare, occasionalmente, un pasto.

Se ci accorgiamo che ha fame, anticipiamo l'orario del pasto

La regola non è in contraddizione con la precedente. Se ci accorgiamo che il bambino ha fame prima del previsto, non dobbiamo aspettare con l'orologio in mano fino a quando arriva l'orario ufficiale della poppata. Una certa elasticità è tollerata, purché siano passate almeno 2 ore dall'ultimo pasto: è il tempo minimo indispensabile per poterlo digerire. Farlo piangere fino all'orario normale della poppata lo renderebbe nervoso, e alla fine non riuscirebbe a consumarla con serenità.

Succede anche a noi di non digerire, se al ristorante il cameriere ci ha fatto impazientire, facendoci aspettare le nostre ordinazioni per un'ora. Rispondendo alla richiesta del bambino, lo rassicuriamo del fatto che, in ogni caso, gli saremo vicini per soddisfare le sue esigenze.

Cerchiamo di assecondare i suoi ritmi

Tra i neonati, come pure tra gli adulti, ci sono gli ingordi e i tira-in-lungo.

> *Ho avuto due maschietti. Il primo finiva il biberon in pochi minuti, e succhiava come se fosse scampato dalla carestia. L'altro, poco ci mancava che si addormentasse ogni volta a metà pasto. Succhiava il biberon con la lentezza con cui un esperto enologo sorseggia un vino da meditazione.*
>
> (Marina, mamma di due bambini)

Non c'è nulla che possiamo fare per cambiare il loro atteggiamento. Osservare come mangiano ci dà modo di comprendere il loro carattere, e apprezzarne le specificità.

Lo svezzamento

I pediatri sono d'accordo nel porre al sesto mese il nastro di partenza per lo svezzamento. Ma non si deve avere fretta. Meglio procedere con gradualità, senza pensare che si sia in corsa contro il tempo. Prima o dopo, il bambino imparerà a mangiare da solo, a familiarizzare con il piatto, la tazza e le posate.

Regaliamo un po' di tempo anche a noi mamme. Abbiamo bisogno che la tensione si allenti, divise come siamo tra la paura di rompere l'incanto dell'intimità che ci siamo costruite nei mesi dell'allattamento e il desiderio che impari al più presto a mangiare da solo. Una volta iniziato lo svezzamento, ci sono alcune regole che è importante osservare; vediamo di che cosa si tratta.

Introduciamo non più di un nuovo alimento per volta

Con lo svezzamento, il bambino inizia un affascinante viaggio di esplorazione: nuovi sapori, nuovi colori, nuovi profumi, nuovi suoni! Lo scricchiolio della crosta del pane, il crocchiare della foglia di lattuga... Non spaventiamolo con una valanga di novità. Lo svezzamento è un processo lento e graduale, che deve durare almeno fino al compimento del primo anno di vita. Diamogli un cibo nuovo alla volta. In tal modo, offriamo la possibilità a lui di prendere confidenza con la novità, e a noi di capire quali siano le sue preferenze.

Lasciamo che mangi come vuole

Durante il pasto, il bambino ha bisogno di tranquillità. È impegnato in una scoperta, per lui, è il caso di dirlo, di vitale importanza. Se gli stiamo addosso, pulendogli in continuazione le manine, asciugandogli lo sbrodolo sul viso, cambiandogli posizione in continuazione per limitare gli spruzzi, il pasto finirà per essere un tormento.
Mettiamogli un bavaglione invece del bavaglino e, sotto il seggiolone, dei fogli di giornale. E poi, lasciamo che pasticci in santa pace.

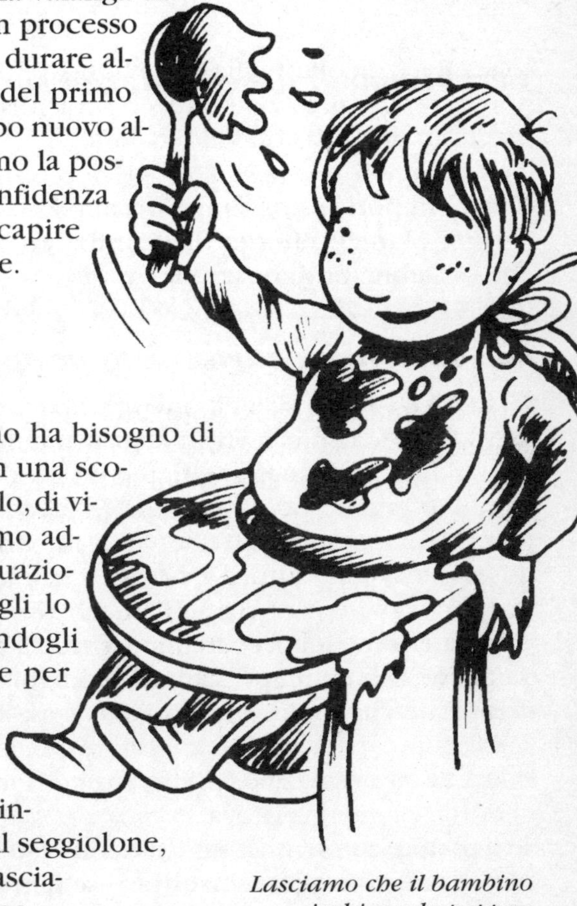

Lasciamo che il bambino giochi con la pappa...

Da 1 a 2 anni

Ormai svezzato, il bambino comincia a manifestare gusti, simpatie e intolleranze personali.

Aspettiamoci cambiamenti repentini nelle sue preferenze, anche nel livello del suo appetito. Mettiamo nel conto, che, a volte, dopo aver toccato ogni cosa, finisca per non mangiare nulla. Teniamo sempre presente la verità lapalissiana: «*Chi non mangia, o ha mangiato o mangerà*».

Ingaggiare una battaglia per obbligare il bambino a ingerire il cibo non avrebbe altro risultato che trasformare un momento di godimento in un'occasione di tensione.

«Guai a imporsi e costringerlo a ingoiare controvoglia qualsiasi cosa,» avverte Marcello Bernardi. «Comincerebbe, allora, un vero dramma che potrebbe prolungarsi per anni.»

Lasciamolo giocare con la pappa

«Fra i 12 e i 18 mesi, il cibo è principalmente materiale di gioco,» osserva Caterina Spicci, 36 anni, maestra in un asilo d'infanzia di Roma. «Nel nido dove lavoro, mettiamo un po' di pappa nel piatto davanti al bambino perché possa annusarla, spiaccicarla, spalmarla... insomma, perché ne faccia quello che vuole, mentre la maestra che l'imbocca usa un altro contenitore. E non cerchiamo di farlo mangiare con i nostri tempi. Non gli offriamo il cucchiaino, aspettiamo che sia lui ad aprire la bocca, non ricorriamo a trucchi per infilargli il boccone, per dargliene ancora un po'. Non lo obblighiamo mai all'assaggio e, quando non ne vuole più, ci guardiamo bene dall'insistere.»

Distacco professionale, indifferenza o semplice buon senso? Per deciderlo, facciamo una prova.
Se il pasto passa senza conflitti e con la soddisfazione nostra e del bambino, ha ragione questa maestra. E, se non funziona, dovremmo tornare alle implorazioni ed ai ricatti affettivi.

Facciamolo sedere a tavola con noi

Dare al bambino la pappa separatamente dal resto della famiglia permette ai genitori di fare un pasto tranquillo. Ma è anche vero che, in tal modo, si perde un'occasione preziosa di stare tutti insieme. Soprattutto se il bambino è inappetente, mangiare insieme, con la tavola imbandita, può stuzzicare il suo appetito. L'unico limite è che tutta la famiglia si deve mettere nell'ottica di consumare cibi che vadano bene anche al piccolo. Sarebbe infatti controproducente invitarlo a tavola e poi proibirgli di assaggiare ciò che trova: questo darebbe il via a una serie di pretese e capricci per ottenere il boccone proibito.

Adattare il nostro menù al suo palato porterebbe un ulteriore vantaggio: può infatti essere l'occasione di rivedere le nostre abitudini alimentari, semplificandole, rendendole più naturali, introducendo cibi salutari. Una decisione che ci renderà più facile osservare buone abitudini alimentari anche quando i nostri figli saranno più grandi.

Da 2 a 5 anni

Se, fino a questo punto, tutto è andato liscio e il momento del pasto non si è ancora trasformato in tragedia con urla, pianti, implorazioni, minacce e ricatti, è giunto il momento di cominciare a insistere su alcune regole basilari di buona educazione.

Il modo migliore per trasmetterle è l'esempio. Consegnamo al bambino forchetta e coltello come fossero le armi di re Artù o la bacchetta magica di mago Merlino. Le posate devono apparirgli come un privilegio, il modo per essere ammesso alla tavola dei grandi, e non come strumenti di tortura che suscitano unicamente incessanti rimproveri e osservazioni da parte dei genitori.

Coinvolgiamolo nella preparazione della tavola, trasmettiamogli il senso festivo del pasto, la ritualità delle preparazioni, la gioia di trovarsi tutti insieme.
Il bambino si sentirà orgoglioso di fare quello che fanno i grandi. Sarà allora più facile, senza bisogno di raccomandazioni, prediche e mi-

nacce, trasmettergli le regole che gli aprono la possibilità di godere della compagnia dei genitori e dei loro amici, o anche di accompagnare i genitori al ristorante.

Evitiamo i giochi quando si mangia

Il papà che trasforma il cucchiaio della minestra in dischi volanti, la nonna che racconta la favola del lupo e, quando lui spalanca la bocca, gli infila di soppiatto il pezzo di «*prosciuttino*» in bocca, la mamma che, per tranquillizzarlo, lo prende in braccio e conta con le dita tutti i fratelli dei nanetti, per arrivare all'ultimo che, con un sol boccone, viene mangiato dal lupo...
Tutti trucchi che rivelano il livello d'ansia raggiunto dalla famiglia nel terrore che il bambino si rifiuti di mangiare. E lui, ovviamente, si sente obbligato ad accontentare le aspettative. Arrivato all'ultimo nanetto, invece di mangiarselo, serra le labbra, o sputa il boccone!

A tavola, l'attenzione che si dedica al cibo non deve concentrarsi su quanto e come il bambino ne mangia, ma va finalizzata ad apprezzarlo, gustarlo, elogiarlo, raccontarlo, trasmettendo entusiasmo e interesse al nostro piccolo buongustaio.

Accettiamo che a volte possa non avere fame

«La base di un buon rapporto tra bambino, genitori e cibo è la fiducia,» sostiene la nutrizionista Augusta Albertini. «Saper ascoltare il bambino significa rispettare i meccanismi del suo appetito, i suoi 'sì' ma anche, e forse soprattutto, i suoi 'no'.»

È poco rispettoso nei suoi confronti decidere quanto appetito deve avere il nostro bambino, così come non possiamo decidere a priori quanto dormirà.

Questo non significa disinteresse nei suoi confronti. È importante chiedersi perché manca di appetito, se questa sua svogliatezza si riflette anche su altri comportamenti. Qualora il problema persista per diversi giorni, è necessario controllare se l'inappetenza non sia il segno di una malattia incipiente. Ma se lui decide di saltare un pasto e per il resto si mostra di ottimo umore e pieno di energia, non c'è da crucciarsi. Anzi, è un segno che il suo organismo sa regolarsi secondo le sue necessità.

Le frasi che peggiorano la situazione

Una volta non volevo mangiare la minestrina. La mamma mi ha spiegato che tanti bambini sarebbero felici di averla. Le ho risposto: «Allora, portagliela...»

(Aldo, 5 anni)

«Finisci la tua pastasciutta, che l'ho fatta soltanto per te,» mi sgrida la mamma quando ci giro dentro la forchetta, ma è troppa, a me piace mangiare un po' per volta, però la mamma si arrabbia perché la pasta diventa fredda, mi viene il mal di pancia e lei non è al mio servizio.

(Esther, 5 anni)

«Mio figlio non mangia: sarà malato?»

Il dubbio ha diritto di nascere quando l'appetito del bambino si riduce in modo drastico. Nella stragrande maggioranza dei casi, un bambino «che *non mangia quasi niente e cresce poco*», ma è vivace, allegro e spensierato, sicuramente gode di ottima salute. Come è noto, la crescita aumenta a balzi e, probabilmente, il piccolo si prepara per il prossimo salto.
L'eccessiva magrezza può invece essere il segno che qualcosa non va, se:

- da 3-4 mesi la crescita è rallentata in modo vistoso. In particolare, l'aumento di peso si è fermato e il piccolo, pur non manifestando particolari disturbi, appare svogliato, apatico, senza energie;
- oltre alla mancanza di appetito, sono presenti altri sintomi: l'aspetto generale è sofferente, il colorito è pallido, ha la febbre, ha conati di vomito o soffre di diarrea;
- tra le cause più diffuse di eccessiva magrezza vi sono l'anemia, le infezioni alle vie urinarie, la presenza di parassiti nell'intestino. Se nutriamo qualche dubbio, è necessario sottoporre il bambino a una visita medica.

Ci sono frasi che, in un momento di scoramento, disperazione o frustrazione, scappano anche al più attento dei genitori quando pensa che il piccolo non mangi a sufficienza. Vediamo perché non funzionano.

«Se non mangi, non ti voglio più bene!»

Questa frase, o qualsiasi altra variazione dello stesso concetto, inviano sempre lo stesso messaggio: mangiare è una prova d'amore. Far credere a un bambino che si deve mangiare per dimostrare amore, e non per fame, complica le cose. Forse, all'inizio, si lascerà convincere a mandar giù un po' di pappa, ma ben presto scoprirà che, se si mangia per far piacere a qualcuno, ci si può anche rifiutare di mangiare per fargli dispetto.
La pappa allora diventa merce di scambio, e da qui al ricatto il passo è breve. Inizia così un'estenuante trattativa, che, a seconda dell'età, avrà un crescendo di esigenze: «*Mangio se mi racconti una storia; mangio ma mi imbocchi tu; mangio, ma dopo voglio la caramella; mangio se mi porti fuori al ristorante; mangio solo patatine e hamburger...*»

All'estremo opposto, il bambino, pur di accontentare la mamma, si ingozza e non smette di ingrassare.

«Se mangi tutto, ti do una caramella...»

Così facendo, si rafforza la tendenza del bambino ai gusti dolci, anziché educarlo ad apprezzare sapori nuovi. Se già il bambino ha il sospetto che certe pietanze non siano un granché, di fronte a proposte di questo tipo ne ha la conferma. Il dolce è il premio, il cibo buono; la verdura, invece, è l'obbligo, il cibo cattivo.
D'altronde, una ricerca ha dimostrato che questo tipo di scambio non raggiunge il suo scopo: allettati da una caramella, solo 3 bambini su 12 si lasciano convincere, mentre gli altri 9 rafforzano la loro antipatia nei confronti dell'alimento.
Inoltre, il piccolo furbastro impara subito: '*Se voglio la caramella, faccio finta di non mangiare e la ottengo di sicuro!*'

Al posto della caramella ci può essere il giochino, le figurine oppure qualsiasi altra cosa, ma il meccanismo delle reazioni rimane invariato.

«Guarda tua sorella come è brava, ha già finito!»

Questa frase costituisce un triplo autogol. Prima di tutto, si lega il cibo al comportamento e non allo scopo per cui è stato creato: calmare la fame e nutrirsi. In secondo luogo, si giudica il bambino: lui è cattivo, e la sorella è brava perché mangia. Infine, si fa leva sulla gelosia, uno dei sentimenti meno nobili.

«Non fare il cattivo: bravo, finisci la pappa!»

Una variante della frase precedente, che ha il merito di non suscitare la gelosia. Ma il messaggio è sempre lo stesso: mangiare o rifiutarsi di farlo non è una questione di appetito o di gusti, ma di comportamento. Il giorno in cui non avrà fame per un motivo qualsiasi, il bambino si sentirà 'cattivo'.

«Mangia, che è buono!»

Noi diciamo che «*è buono*», a lui sembra invece che non lo sia. Questione di gusti. Ma davanti a un giudizio materno opposto al suo, il bambino può andare in confusione. Per lui, la mamma rappresenta la verità universale: '*Come mai, allora, non mi piace una cosa che per lei è buona?*'
Comunque sia, finirà con il fare torto a qualcuno: o a se stesso, negando i propri gusti, o alla mamma, negando la validità del suo giudizio.

«L'ho fatto apposta per te!»

Con una frase come questa, di nuovo si fa leva sui sentimenti. Sarebbe come dire: «*Se non mangi, fai dispiacere alla mamma che si è sacrificata per preparare il cibo per te*». Si spalanca la porta ai sensi di colpa.
Diverso è dire: «*Guarda che bel pranzetto che c'è, oggi. Ha un profumino fantastico! Credo proprio che ti piacerà*».

Frasi come queste comunicano entusiasmo, invitano all'assaggio, aiutano il bambino ad apprezzare il cibo, evitando di mescolare affetto e sapori.

«Si mangia quello che c'è.»

Il cibo come dovere, e non come piacere: il principio è giusto, ma sicuramente non invita all'assaggio! Quando abbiamo tempo e voglia, diamo al bambino la possibilità di esprimere le proprie preferenze: per esempio, tra la pasta al pomodoro o gli gnocchi al formaggio. Scegliendo tra alternative accettabili, non eserciterà un potere assoluto, ma imparerà a prendere una decisione tutta sua.

«Devi imparare a mangiare di tutto.»

Abituare un bambino ad assaggiare tutto, prima che decida se un cibo gli piace o meno, è un ottimo principio educativo: ma non si ottiene lo scopo presentandolo come un dovere. Piuttosto, si deve sollecitare la curiosità del bambino e presentargli il cibo nuovo come una scoperta, un arricchimento, un viaggio di esplorazione in un pianeta sconosciuto.

Se, dopo l'assaggio, il piccolo decide che non gli piace, non si deve esigere che lo mangi comunque. Anche noi adulti abbiamo i nostri tabù e, a volte, vi sono ragioni fisiologiche che li giustificano.

«Pensa ai bambini che muoiono di fame!»

L'intenzione di una frase come questa è buona. È importante che i bambini capiscano il va-

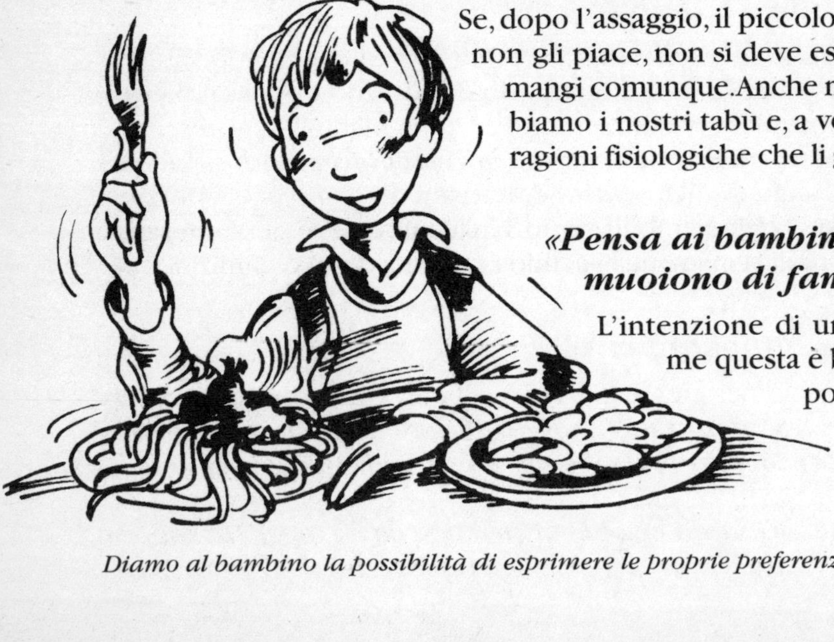

Diamo al bambino la possibilità di esprimere le proprie preferenze.

lore del cibo, la fatica che comporta prepararlo, il suo costo e la fortuna che si ha nell'averlo nella quantità necessaria. Sono questi i messaggi da comunicare, tenendo conto della sua capacità di comprensione. Far balenare lo spettro dei bambini che muoiono di fame è però controproducente. Se il bambino è abbastanza grande per capire, lo fa sentire in colpa: il modo migliore per togliergli l'appetito.

«Guarda che si raffredda. Noi abbiamo già finito!»

Così dicendo, si mette fretta, una pessima premessa per una buona digestione. *Fast food*: il cibo come un'incombenza noiosa, da sbrigare nel più breve tempo possibile.

Masticare lentamente e a lungo è uno dei principi della buona alimentazione. Se il nostro bambino mangia lentamente e mastica a lungo, consideriamoci fortunati. Diverso è il caso del bambino che tira in lungo perché rifiuta il cibo o perché ormai è sazio. In questi casi, togliamogli il piatto con gentilezza, senza discutere, prendendo atto che non ne vuole più, e poniamo fine a un tormento che ci irrita e a lui non serve.

«Voglio che il piatto sia tutto pulito!»

Spingere un bambino a mangiare più di quanto ne senta il bisogno può creare cattive abitudini.
Nel servirlo, prendiamo l'abitudine di chiedergli quanto ne vuole e fermiamoci quando dice: «*Basta*». Mettiamogli una piccola porzione e, se la finisce, chiediamogli se ne vuole ancora. Avrà (e ci darà) la soddisfazione di servirsi una seconda volta.

Mettiamo in atto il cambiamento

Ci siamo dilungati sulle strategie da seguire per impedire che i nostri bambini adottino comportamenti alimentari errati. Ma che cosa fare se, raggiunta e oltrepassata l'età dell'asilo, hanno ormai appreso alla perfezione l'arte del ricatto? Come possiamo negar loro la dose quotidiana di 'schifezze', senza suscitare reazioni furibonde? E se anche riuscissimo a imporre un cambiamento del menù a casa, come controllare tutto quello che mettono in bocca quando sono all'asilo o a scuola?
L'impresa è meno disperata di quel che può sembrare. Tutto dipende dal nostro grado di convinzione sulla necessità del cambiamento. E, anche, dalla nostra disponibilità ad apportare, se necessario, alcuni miglioramenti ai nostri menù abituali.

Una strategia in quattro fasi

La strategia del cambiamento comporta quattro fasi.

1. Bonificare la casa dalle 'schifezze'.
2. Sostituirle con alimenti vitali.
3. Semplificare l'alimentazione.
4. Insegnare ai nostri figli a valorizzare e conoscere il cibo.

È un programma che può sembrare impegnativo, ma i benefici, in termini di salute, godimento del pasto e semplificazione della vita, ripagheranno lo sforzo che viene richiesto.

Bonificare la casa dalle 'schifezze'

Questa è la parte più difficile del programma. Cambiare le abitudini alimentari non è facile. Dobbiamo tenere conto delle consuetudini e delle esigenze di tutti i membri della famiglia e, per di più, se il bambino è ormai grandicello, gode di sufficiente indipendenza per potersi comprare le 'schifezze' da solo. Se poi noi stessi siamo 'schifezze'-dipendenti, dovremo valutare le soluzioni.

La decisione più semplice è anche la più drastica: decidere un giorno di bonificare la casa, buttando via tutto il cibo-spazzatura che troviamo (cibi contenenti troppi zuccheri, grassi idrogenati, additivi pericolosi...) Non preoccupiamoci per lo spreco: ciò che buttiamo sarà tutto un guadagno per la nostra salute.

Questa decisione appare così eroica da sembrare impossibile. Eppure è la più semplice e la più facile da attuare. Una volta tolto di mezzo, il cibo-spazzatura perde il suo fascino. Non ci accorgeremo nemmeno di averne bisogno. Al contrario, se lo si lascia in giro per la casa, non resisteremo alla tentazione e, più ne consumiamo, maggiore sarà il desiderio di averne ancora.

Se l'operazione di pulizia viene fatta in occasione di un week-end trascorso lontano da casa, può riuscire meno traumatica. Il trasferimento comporta un cambiamento del contenuto e degli orari del pasto, anche se offre più occasioni di peccati golosi fuori casa. Ma, nel nostro caso, l'importante è eliminare il cibo-spazzatura che abbiamo nella dispensa.

> *Una volta la settimana io vado a mangiare dalla nonna di Milano e la mamma mi dice di stare attenta quando fa le patate fritte, se adopera l'olio già usato. Ma le patate fritte la nonna le compera.*
>
> (Ines, 4 anni)

Sostituirle con alimenti vitali

In Italia si trovano ancora molti alimenti genuini di altissimo valore nutritivo e di sapore impareggiabile. Sostituire il cibo-spazzatura con questi prodotti non implica certo un abbassamento del livello gastronomico dei nostri menù: tutt'altro! L'unica difficoltà sta nel fatto che il loro prezzo è in genere più elevato di quello di un prodotto industriale. Ma, a questo riguardo, è opportuno fare alcune considerazioni.

• Scegliendo prodotti genuini, privi di additivi, fatti con materie prime di ottima qualità, il rischio di sviluppare malattie nel breve e nel lungo periodo diminuisce drasticamente. Ciò che si 'spende' per mangiare si 'guadagna' in salute.

• Inoltre, come vedremo più avanti, la terza fase della strategia per eliminare le 'schifezze' prevede una semplificazione del menù, e quindi anche una diminuzione del suo costo. Cereali, legumi, frutta e verdura, a parità di sostanze nutritive fornite, costano molto meno dei cibi conservati o industrialmente manipolati.

• Infine, il cibo-spazzatura è solo apparentemente meno costoso dei prodotti di qualità perché, nonostante si paghi un prezzo più contenuto, non va dimenticato che si ricevono anchc materie prime scadenti e di scarso valore nutritivo.

Ma quali sono i cambiamenti da apportare? Non si richiedono rinunce, anzi! Si tratta solo di sostituire gli alimenti scadenti con prodotti di alta qualità.

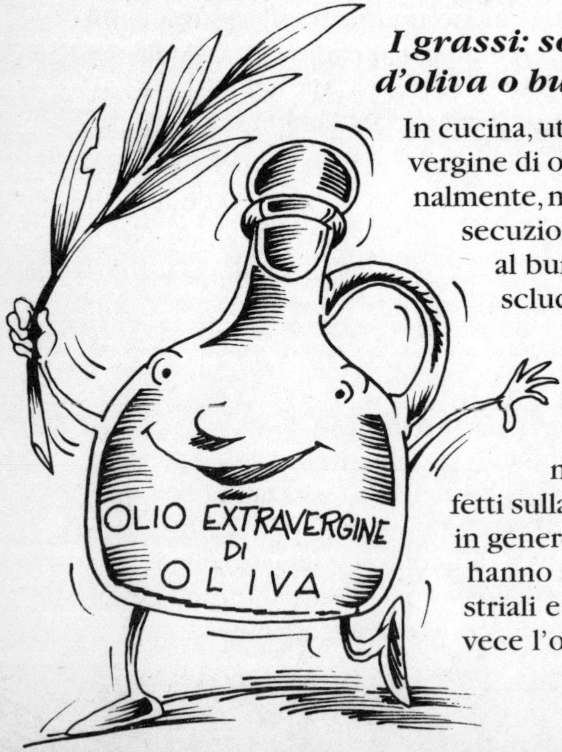

I grassi: solo olio extravergine d'oliva o burro

In cucina, utilizziamo unicamente olio extravergine di oliva, anche per friggere. Occasionalmente, nel caso sia indispensabile per l'esecuzione della ricetta, si può ricorrere al burro, preferibilmente crudo. Da escludere la margarina e i grassi idrogenati (anche parzialmente) perché, come si è visto nel capitolo 'Le sostanze pericolose', contengono grassi *trans*, che non esistono in natura e i cui effetti sulla salute non sono ancora chiari, e in genere tutti gli oli di semi raffinati, che hanno subìto pesanti lavorazioni industriali e hanno poco valore nutritivo. Invece l'olio extravergine d'oliva, spremu-

to a freddo, contiene diversi componenti minori che sono assenti negli oli di semi e nelle margarine: oltre a conferirgli l'inconfondibile sapore, svolgono importanti funzioni per la salute.
Tra questi, per esempio, *fenoli* e *bioflavonoidi*, che riescono a bloccare l'azione devastante dei radicali liberi, responsabili dell'indebolimento del sistema immunitario, e ostacolano la formazione delle placche sulle pareti delle arterie.

Solo formaggi tipici

In Italia esiste una varietà pressoché infinita di formaggi. Quelli DOP (a Denominazione di Origine Protetta), come il parmigiano reggiano, le robiole, la fontina, il taleggio, il gorgonzola, il caciocavallo, i pecorini delle varie regioni, sono privi di conservanti e sono prodotti unicamente con latte, caglio e sale. Approfittiamone, ed eliminiamo dalla nostra tavola certi formaggini fusi, che contengono latte in polvere e additivi, e spesso sono ottenuti dagli scarti di lavorazione di altri latticini; i formaggi tipici hanno un valore nutritivo nettamente superiore, perché prodotti unicamente con latte fresco.

Prosciutti e salumi: solo DOP

Come norma, è consigliabile limitare il consumo di salumi perché contengono elevate quantità di grassi saturi. In ogni caso, è bene scegliere i salumi DOP, cioè a Denominazione di Origine Protetta, come il prosciutto di Parma o di San Daniele o altri salumi stagionati, che si attengono a norme tradizionali di produzione ed escludono il ricorso ad additivi. Non contengono polifosfati, nitriti o nitrati, carne congelata o latte in polvere.

Meglio il pesce della fettina di vitello

A meno che provenga da animali di allevamenti controllati, la mitica fettina di vitello non è la carne ideale per un bambino. I vitelli sono macellati a 6 mesi di vita dopo essere stati alimentati unicamente con latte in polvere e integratori. Soggetti a frequenti malattie, sono spesso imbottiti di antibiotici, e la loro carne può contenerne i residui.

Meglio allora sostituire il vitello con altre fonti di proteine animali come il pesce, la carne di animali da cortile: pollo ruspante, anatre, oche, oppure, se proprio vogliamo consumare carne bovina, scegliamo il vitellone o il manzo.
Il pesce (in particolare quelli dei mari freddi come il salmone, le sarde, il merluzzo, il tonno e l'aringa) contiene preziosi acidi grassi essenziali, fondamentali per la crescita.
La credenza popolare che il pesce accresca l'intelligenza è stata confermata da recenti scoperte scientifiche. L'acido grasso omega-3, il selenio e lo zinco contenuti nel pesce hanno la proprietà di favorire la crescita delle cellule che trasmettono gli impulsi nervosi al cervello.

Meglio il pane che pan carré, grissini e cracker

Il pane ideale è quello lievitato con pasta acida. La lievitazione con pasta acida scompone alcune proteine del pane in aminoacidi facilmente digeribili e assimilabili. Un buon pane, lievitato e cotto ad arte, mantiene la sua fragranza, e può essere conservato per una decina di giorni. È anche più ricco di vitamine del gruppo B, che vengono conservate grazie all'impasto leggermente acido.

Qualora non fosse possibile trovarlo, si può ripiegare sul pane lievitato con il lievito di birra. Per quanto è possibile, non dovremmo utilizzare il pane ottenuto con lievitazione chimica, come il pan carré.
Contrariamente a quanto la maggior parte delle persone pensa, il pane contiene meno calorie dei grissini e dei cracker, e il suo valore nutritivo è nettamente superiore. Chi volesse saperne di più può consultare l'appendice *Gli additivi*, alla fine del libro.

Dolci: meglio se alla frutta

Per rendere felice un bambino senza rovinargli la salute, privilegiamo dolci a base di frutta. Non se ne deve fare però un'abitudine. Se li teniamo in casa, si rischia di consumarli abitualmente.

In alternativa alle bevande gassate o zuccherate, sono ottime le spremute o, in mancanza di queste, i succhi di frutta senza aggiunta di zucchero.

Spremute, succhi e dolci devono, però, essere consumati lontano dai pasti, per evitare che creino fermentazioni intestinali e rendano così difficile la digestione.

Frutta e verdura per il sistema immunitario

«In questi ultimi anni, c'è stata un'esplosione di ricerche che hanno dimostrato in modo definitivo la relazione che esiste tra una dieta ricca di frutta e di verdura e un basso rischio di ammalarsi di cancro,» afferma l'epidemiologo Tim Byers del Centro per il controllo delle malattie in Atlanta, negli Stati Uniti.
Dall'analisi di 23 studi condotti su larghi strati di popolazione per la durata di diversi anni, Byers ha concluso che una dieta ricca di vegetali e cereali diminuisce del 40% il rischio di ammalarsi di tumore.
Il National Cancer Institute degli Stati Uniti raccomanda da 5 a 9 porzioni di frutta o verdura il giorno. Tra queste non devono mancare le crucifere (broccoli, verze, cavolini di Bruxelles o cavoli), gli agrumi (arance, mandarini, limoni, pompelmi...), aglio, cipolla, carote e cicoria.

Ma perché frutta e verdura sono così efficaci nel prevenire non solo il cancro, ma anche le malattie oggi più diffuse e apparentemente senza alcuna relazione tra di loro, come il raffreddore, la tosse e le allergie?
Come può uno stesso alimento, per esempio l'aglio, bloccare il raffreddore, prevenire il tumore del colon, diminuire significativamente la probabilità di ammalarsi di arteriosclerosi?
Merito delle vitamine, si è detto fino a qualche anno or sono ma, come scrive John D. Potter, direttore del Centro per la ricerca sul cancro di Seattle, «nei vegetali c'è molto di più. Oggi sappiamo che contengono una enorme quantità di *antiossidanti*, il cui ruolo si inizia a comprendere solo ora».
Non è un caso che queste sostanze siano state definite 'antiossidanti'. Come l'acqua riesce a ossidare il ferro e a ridurlo in polvere, così le sostanze inquinanti *ossidano* il nostro organismo portandolo alla malattia. Per fare un paragone un po' rozzo, ma che rende l'idea, il consumo abituale di alcuni cibi protegge l'organismo dalle malattie così come il minio protegge il ferro dalla ruggine.

«Detto in parole semplici,» afferma Cheryl Rock, professore di Scienze dell'alimentazione presso l'Università del Michigan, negli Stati Uniti, «il consiglio migliore che si può dare a un genitore è di offrire ai bambini cibo reale e non supplementi alimentari in pillole, come vitamine e minerali. Nelle pillole non si trovano tutti i componenti presenti nel cibo, su cui dobbiamo ancora imparare molto. Per ora, solo madre natura sa quello di cui abbiamo bisogno!»

Come abbiamo detto, una buona regola è quella di consumare almeno 5-6 porzioni di frutta e verdura ogni giorno: 2-3 frutti nel corso della giornata, e 2-3 porzioni di verdura ai pasti principali. Poniamo attenzione ai colori e variamoli il più spesso possibile.
«Noi sappiamo che il rosso dei pomodori nasconde *componenti bioattivi* del tutto diversi dal rosso delle arance o delle carote, e lo stesso si può dire del verde della lattuga e dei cavoli,» sostiene Michael T. Murray, esperto di alimentazione naturale, e aggiunge: «Gli uomini primitivi si nutrivano raccogliendo frutti, vegetali, semi e noci, e noi dovremmo tornare a utilizzare una grande varietà di questi frutti per mantenerci sani. Vegetali e frutti contengono una miscela di sostanze che rafforzano il sistema immunitario: se le abbandoniamo, lo facciamo a nostro rischio e pericolo».

Semplificare l'alimentazione

La scelta di prodotti di qualità va accompagnata a una semplificazione delle nostre abitudini alimentari. Anziché adottare lo schema del pasto classico, composto da primo, secondo, contorno e frutta, è consigliabile tornare, per lo meno nei giorni feriali, al piatto unico dei nostri bisnonni. Ci guadagneremo in salute e risparmieremo anche tempo, denaro e fatica, nella preparazione di piatti velocissimi e gustosissimi.

Secondo molti studiosi di alimentazione, per non affaticare l'organismo con una digestione laboriosa è bene tenere separati i piatti a base di cereali da quelli a base di proteine.

- **I cereali**, pasta, riso, orzo, polenta, si combinano bene con condimenti a base di verdure o legumi, come dimostrano piatti classici della nostra tradizione: pasta al pomodoro; aglio e olio; al pesto; con i broccoli; con i ceci.

- I piatti di **proteine**, come pesce, carne, formaggi, salumi e uova, si combinano sempre con verdure cotte e insalate.

- La **frutta** va consumata lontano dai pasti, nel corso della giornata. A fine pasto, crea fermentazioni intestinali e rende la digestione difficile. Per lo stesso motivo, è da sconsigliare l'uso di bere bevande zuccherate o succhi di frutta nel corso del pasto. Le sostanze zuccherine, oltre a creare fermentazione, abituano al gusto del dolce, e inducono il desiderio di consumare altri dolciumi e zuccheri.

- Ancora più affaticante per il processo digestivo è l'uso, importato dai paesi anglosassoni, di bere latte durante il pasto. La digestione del latte è laboriosa, e causa problemi a molte persone a cui manca l'enzima necessario alla sua trasformazione e assimilazione.

- Se si vuole approfittare delle proteine del latte, utilizziamo lo yogurt per condire insalate o piatti di riso. Grazie al processo di fermentazione, nello yogurt le proteine e gli zuccheri del latte sono scomposti in elementi facilmente assimilabili dall'organismo.

- Quando è possibile, preferiamo i cibi crudi a quelli cotti. Perfino il pesce e la carne, purché freschissimi e di provenienza sicura, possono essere consumati crudi, per esempio sotto forma di carpaccio: si risparmia la fatica della cottura, e si mantiene intatto il patrimonio di sostanze nutritive che, in molti casi, è distrutto dal calore.

Tutto giusto. Facile da dire: ma nello scontro quotidiano, che cosa possiamo fare? Come comportarci a fronte ai rifiuti ostinati dei bambini? Dobbiamo rischiare di vederli denutriti unicamente per difendere i nostri principi? Ecco le risposte alle obiezioni più comuni.

«Ho provato a togliergli le sue 'schifezze', ma lui protesta!»

Tutto dipende dalle nostre convinzioni. Se pensiamo che le 'schifezze' siano nocive, saremo in grado di proibirgliele. Nessun genitore ha il minimo dubbio a impedire al suo bambino di bere alcolici o di fumare una sigaretta. Perché allora non dovremmo riuscire a imporre le nostre decisioni sulle scelte alimentari? Basta convincersi che il cibo-spazzatura, nel lungo periodo, può condurre a sviluppare gravi malattie.

«Mio figlio riceve una paghetta che può usare come vuole. Come faccio a impedirgli di comprare 'schifezze'?»

Cominciamo a introdurre alcune modifiche nel nostro menù casalingo. Affrontiamo poi, con calma e gradualità, il problema di ciò che mangia quando è fuori casa.

Non andiamo allo scontro diretto. Suggeriamogli piuttosto delle sostituzioni.

«Invece delle caramelle dure, puoi comprare delle caramelle gommose alla liquirizia o alla frutta.»

«Andiamo insieme a cercare una merendina energetica che ti aiuti a vincere la partita.»

«Poiché ti piace il cioccolato, anziché scegliere una tavoletta che contiene cacao al 40%, ti faccio provare un cioccolato al 70%: sentirai come è buono!»

«Invece delle bibite gassate, prendi un succo al 100% di frutta.»

«Pasticcia tutto il giorno, e poi a tavola non tocca niente.»

Se ha l'abitudine di abbuffarsi quando è fuori casa, minacciamo di sospendergli la paghetta, o interveniamo presso i genitori degli amici perché non gli diano da mangiare tutto ciò che chiede.

Se invece siamo riusciti a bonificare la nostra casa da tutto il *junk food*, e il bambino sgranocchia frutta o verdura durante tutto il giorno, non preoccupiamoci: male non gli fa. Forse, per un particolare periodo della sua crescita, ne sente il bisogno; prima o poi, tornerà a un'alimentazione più variata.

«In fondo, che male c'è a mangiarsi un hamburger con patatine?»

Se lo sgarro è occasionale, non c'è motivo di fare scenate. Ma se il bambino è un assiduo frequentatore dei *fast food*, è bene intervenire. Chiediamo ai genitori degli altri bambini di non organizzare feste di compleanno solamente nei *fast food*. Proponiamogli un'alternativa quando deve mangiare fuori casa: prepariamogli noi un panino, diciamogli di andare in pizzeria, indichiamogli un bar dove preparano piatti pronti che siano sufficientemente salutari.

«Mangia sempre a quattro palmenti, ed è sovrappeso!»

Ci sono due modi per calare di peso: mangiare di meno, oppure muoversi di più. Meglio se entrambi i provvedimenti sono presi simultaneamente.

La tendenza all'obesità si acquisisce molto precocemente: se permane dopo i 9-10 anni, è molto difficile correggerla. È quindi importante consultare un esperto per decidere i provvedimenti da prendere, mettendoli in atto con rigore. Ma, per prima cosa, applichiamo le regole alimentari che abbiamo illustrato, e troviamo il modo per fargli fare molto più movimento.

«Detesta le verdure, non c'è verso che le mangi...»

Non preoccupiamoci: piuttosto, facciamogli mangiare tutta la frutta che vuole. Prima o poi, inizieranno a piacergli anche le verdure.

«È magrolino...»

Consoliamoci nel pensare che coloro che raggiungono età venerande quasi sempre sono magri e hanno una costituzione piuttosto esile. Inoltre, non facciamoci ingannare dai parametri standard: nel determinare il peso, non sempre si tiene conto dei caratteri costituzionali ereditati alla nascita. Un bambino con un peso al di sotto del 20% rispetto a quello considerato 'normale' può godere di ottima salute e, per le caratteristiche della sua costituzione, può darsi che non debba pesare di più.

«Al momento di mangiare è sempre una battaglia: fa i capricci e si rifiuta di toccare cibo.»

Per litigare bisogna essere in due. Non irritiamoci né scoraggiamoci per l'atteggiamento di rifiuto del nostro piccolo. Le sue reazioni sono forse un modo per catturare la nostra attenzione o per convincerci a dargli da mangiare unicamente quello che vuole.

Con calma, mettiamo via la pappa che gli abbiamo preparato e aspettiamo il prossimo pasto per proporgli una pappa diversa, ma pur sempre sana. Per irrefutabili ragioni fisiologiche, prima o dopo si deciderà a mangiare, senza alcun danno per la salute.

Insegnare ai nostri figli a valorizzare il cibo

Fin dal suo primo vagito, si deve comunicare al bambino il valore del cibo.
Anche se pensiamo che non capisca quello che gli diciamo, il tono della voce, il sorriso con cui gli porgiamo la pappa, la gioia che gli comunichiamo al momento del pasto vengono intuiti dal bambino, anche neonato, e influiscono sull'atteggiamento che avrà nei confronti del cibo per il resto della sua vita.

> *Il mangiare più buono che ho fatto finora è stata la polentina molle con sopra il burro e il formaggio. Me l'ha fatta la nonna e si chiama rosbif.*
>
> (Rosetta, 4 anni)

Parliamo di ogni alimento

Piuttosto che chiamare la carne «*ciccina*» o definire qualsiasi vegetale «*verdurina*», facciamo uno sforzo cosciente per dare a ogni alimento il nome appropriato.
Approfittiamo di ogni pasto per descrivere gli effetti positivi del cibo: le carote servono per rendere la pelle luminosa, le noci contengono il ferro necessario per colorare di rosso il sangue, la banana contiene

potassio che fa battere in modo regolare il suo cuoricino... L'obiettivo non è tanto quello di trasformare il nostro bambino in un insopportabile sapientone, quanto invece di renderlo cosciente che tutto ciò che mangia gli serve per crescere e stare bene.

Se preferiamo un approccio più poetico, facciamogli notare i colori delle sue pappe e insegnamogli che maggiore è la varietà dei colori, più completo risulterà il suo pasto.
L'attenzione alle proprietà degli alimenti che prepariamo per lui serve anche a noi.
Pian piano diventerà per noi una cosa istintiva preparare un piatto completo ed equilibrato.

Raccontiamo le nostre preferenze

«*Vado matto per i ravanelli perché mi piace il rumore che fanno quando li addento. Vuoi provare a dare un morso?*»

«*Quando ero piccola come te, mi piaceva mettere le castagne calde nelle tasche, così mi riscaldavo.*»

«*La mia mamma non usava mai l'aglio nella sua cucina, ed io, fino a quando divenni grande, non lo assaggiai mai. Poi, un giorno, presi il coraggio, e ne provai un pezzetto. Da allora mi piace da morire!*»

Spieghiamo il valore terapeutico del cibo

Cerchiamo di spiegare ai bambini quanto il cibo possa influire sullo stato di salute. Se non si sentono bene, se hanno la febbre o il raffreddore, oltre a dar loro le medicine che riteniamo indispensabili, parliamo con loro dei cibi che sono più adatti alla loro condizione. Impareranno così che l'alimentazione ha un'influenza decisiva nel prevenire o nel causare la malattia. Quando si sentiranno bene di nuovo, sarà allora per noi più facile convincerli a evitare le 'schifezze' e a nutrirsi in modo sano.
La storiella del leone ammalato può essere utile per far comprendere meglio questi concetti al bambino.

Il leone ammalato

Un giorno, il leone, il re della foresta, cadde gravemente ammalato: faceva: «Cof, cof, cof...»
Vennero i medici più famosi, ma nessuno riuscì a guarirlo. Allora l'elefante, che è il più vecchio degli animali, decise di convocare un'assemblea.
«Sinniori e sinniore,» disse, parlando con il naso, «il nostro re, il leone, è gravemente ammalato. Che cosa possiamo fare per guarirlo?»
Allora il lupo, che è un po' dottore, disse: «Diamogli una pastiglia!»
Gli diedero una pastiglia, ma il leone, la mattina dopo, si svegliò, e faceva ancora: «Cof, cof, cof!»
Allora la volpe, che è molto furba, disse: «Proviamo a mettergli una borsa di ghiaccio in testa!»
Gli misero la borsa di ghiaccio in testa per raffreddare la febbre, ma il leone la mattina dopo si svegliò, e faceva sempre: «Cof, cof, cof!»
Allora la lepre, che è molto spiccia, disse: «Mettiamogli un fuoco sotto il letto!»
Gli misero il fuoco sotto il letto per riscaldarlo, ma il leone la mattina dopo si svegliò e faceva: «Cof, cof, cof!»
L'elefante prese di nuovo la parola e disse: «Sinniori e sinniore, nonostante tutte le nostre cure, il leone, il nostro re, continua a

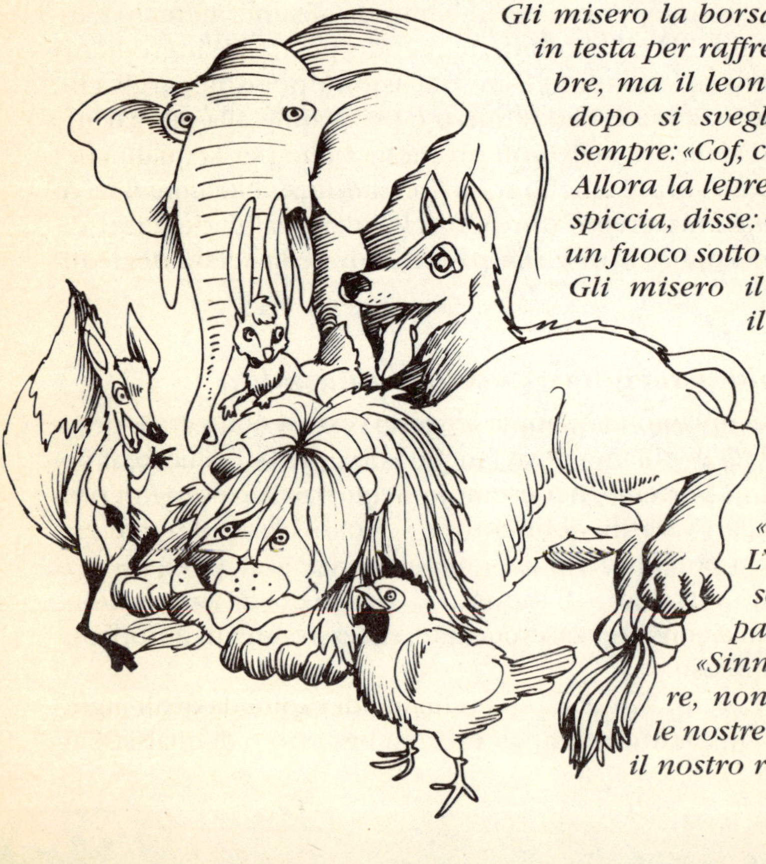

essere malato. C'è qualcuno che ha qualche idea per guarirlo?»
Allora la gallina, che è un po' stupida, disse: «Io hooo, ho, ho, ho, hooo un'idea!»
«Segntiamo, segntiamo l'idea!» disse l'elefante.
«Peee, pepepepeeeecheeé non guardiamoh oh, ho, ho nella sua goooola e vediamo ohohoh cooh cooh cooohsa c'è?»
«Brava, brava!» dissero tutti gli animali.
Allora la gallina si avvicinò e mise la testa nella bocca del leone, che in un sol boccone se la mangiò, e subito guarì.
Morale della favola: «Tante volte, una buona mangiata fa meglio di tante inutili medicine!»

Insegnamo al bambino a leggere le etichette

Cogliamo l'occasione per portare il bambino al supermercato e insegnargli a scegliere gli alimenti, leggendo prima gli ingredienti che compaiono in etichetta. È un'occasione per spiegargli che troppo zucchero fa male, che il burro è preferibile alla margarina, che tutta quella sfilza di sigle non promette bene per la qualità del prodotto. Saremo sorpresi nello scoprire che, una volta convinto di quanto non ci stancheremo di ripetergli sulla qualità del cibo, diventerà perfino più severo e rigoroso di noi nella scelta degli alimenti salutari.

Educhiamolo a scegliere prodotti di qualità

Come ci preoccupiamo che sappia leggere, vestirsi con cura e praticare uno sport, ci dobbiamo porre anche l'obiettivo di educare il palato del bambino. Potremo, per esempio, acquistare una serie di prodotti simili, magari vari tipi di biscotti, e, senza rivelarne il nome, fargli assaggiare un pezzettino di ciascuno. Chiediamogli poi il suo parere sull'aspetto esteriore, sul sapore: se troppo dolce, amarognolo, troppo unto; sulla consistenza: croccante, eccessivamente duro, troppo friabile, granuloso.
Leggendo poi insieme l'etichetta, cerchiamo di capire da quali ingredienti derivino le caratteristiche di ciascun biscotto o di qualsiasi altro cibo.

I bambini si divertono molto nel fare gli assaggi e nel discuterli: è un gioco che si può fare tutti insieme in famiglia. E poiché, obiettivamente, i prodotti di buona qualità sono anche più buoni, sarà questo il modo migliore e più duraturo per educare il loro gusto.

Coinvolgiamolo nei preparativi del pranzo

Man mano che cresce, potremo coinvolgere sempre di più il bambino nella preparazione del pranzo. Facciamogli assaggiare quello che stiamo preparando, chiediamogli se c'è troppo sale, se il sugo è sufficientemente liquido o troppo solido, se preferisce il cibo croccante o soffice. Prima per gioco, e poi sul serio, ci aiuterà a pelare le patate, a mescolare la minestra, a impastare la torta.

Facciamo del pasto un momento felice

Il pasto deve essere un momento di riposo e di piacere. Scegliamo per il nostro bambino un bavaglino dai colori sgargianti, le posate adatte alle dimensioni della sua bocca e delle sue mani, piatti decorati e bicchieri con il fondo pesante, che non si rovescino. Facciamogli ascoltare una musica allegra e divertente, oppure riposante, per assecondare i suoi umori, e teniamogli compagnia, spegnendo il televisore.

Se ciò che gli abbiamo preparato non gli piace, non facciamone un motivo di scontro e tanto meno di ricatti.
È meglio rischiare che il bambino, per una volta, non mangi o non finisca la pappa, piuttosto che irritarlo costringendolo a pulire il piatto. Diamogli una carota o un gambo di sedano da sgranocchiare, e lasciamolo andare.

> *Ieri mi sono arrabbiato: «Mangia tutto, mi dicevano gli zii, perché certi bambini non hanno niente». «Allora,» ho detto, «se mangio tutto, per forza non hanno niente.»*
>
> (Luigi, 3 anni)

Coltiviamo il piacere dell'ospitalità

Abituiamo il bambino a mangiare con i grandi quando c'è un invito o una festa. Prepariamolo prima, facendogli capire che è un grande onore partecipare alla tavola degli adulti e che abbiamo fiducia che si comporterà come si deve. Presentiamolo ai nostri ospiti e diamogli il modo di contribuire alla conversazione, senza però permettergli di monopolizzare l'attenzione su di sé. Saremo sorpresi di come i bambini sanno comportarsi quando sentono di essere valorizzati e presi sul serio.

> *Quando c'è gente mi fanno mangiare prima, così non disturbo. Certe volte mi addormento perché sono pieno, ma se riesco sto sveglio e vado a vedere cosa mangiano loro. Sembro un morto di fame, dice la mamma.*
>
> (Francesco, 5 anni)

Ritroviamoci tutti insieme a tavola

Man mano che i bambini crescono, il pasto diventa uno dei momenti forti per rinsaldare l'unità della famiglia. Obblighiamoci a trovare almeno una volta la settimana l'occasione per riunirci.
Iniziamo e finiamo il pasto aspettando che tutti siano pronti o abbiano terminato. Sollecitiamo da tutti un'opinione sul cibo, invitando a non limitarsi a giudizi sommari: «*Fa schifo!*» Oppure: «*È buonissimo!*» Insegnamo al bambino ad assaggiare sempre una nuova pietanza, dandogli la libertà di non mangiarla se non gli piace e di spiegare le sue ragioni. Qualora fosse necessario, insegnamogli le parole necessarie a descrivere i sapori: salato, sciapo, saporito, acido, frizzante, piccante...

> *Quando ero piccolo e non capivo niente, mangiavo il gelato e dicevo: «Scotta».*
>
> (Giulio, 5 anni)

Mai davanti alla TV

Mangiare distrattamente con gli occhi incollati sullo schermo impedisce di fare del pranzo un momento di unità per la famiglia e un'occasione per insegnare il valore del cibo. Se proprio pensiamo che sia indispensabile guardare un programma televisivo, spostiamo l'ora del pasto per accontentare tutti: ma questa deve essere pur sempre un'eccezione, e non la regola.

Infine, se vogliamo fare uno sgarro, godiamocelo

Se nella routine quotidiana è necessario adottare uno stile di alimentazione semplice e salutare, quando siamo invitati da amici o decidiamo di andare al ristorante per festeggiare, è bene mettere tra parentesi alcune delle regole della buona alimentazione e concedersi qualche sfizio.

Sarebbe crudele obbligare i nostri bambini ad attenersi alle regole del quotidiano quando hanno l'occasione di celebrare. Non dobbiamo dare l'impressione che le regole alimentari debbano essere fanaticamente osservate in qualsiasi occasione. Un tale atteggiamento potrebbe provocare il desiderio di infrangerle e di sfidarle.
Se ci mostriamo comprensivi, sarà più facile farsi ascoltare quando esigiamo rigore nei pasti di tutti i giorni.

Che male c'è a mangiare davanti alla TV?

L'influenza dei media ha iniziato a intaccare perfino tenaci riti famigliari come il pasto serale attorno al tavolo. Un numero sempre crescente di famiglie preferisce scartocciare qualche merendina o aprire un sacchetto di patatine, tutti sprofondati nel divano, davanti allo schermo della TV, piuttosto che perdere una puntata del varietà preferito.

Secondo i risultati di studi condotti negli Stati Uniti, le probabilità di diventare obesi aumentano dell'1,6% per ogni ora giornaliera passata davanti alla TV. Se si spendono 5 ore il giorno davanti alla TV, il rischio di diventare obesi (non semplicemente in sovrappeso) aumenta dell'8%!
Stare seduti davanti al video fa consumare meno calorie e invita a mangiucchiare tutto il tempo, anche perché la maggior parte delle pubblicità televisive nei programmi per ragazzi reclamizza cibo e bevande.

Dice la mamma che la prima parola che ho detto è stata: «Ancò,» per dire: «Ancora pappa». Le è piaciuto così tanto, che ancora adesso mi mette nel piatto sempre meno di quello che voglio, così dico: «Ancò».

(Micol, 6 anni)

Mi piace il mangiare piccantino. Ieri mamma e papà hanno fatto il riso con tanti agli fritti che sembravano tante lune, e io ho detto: «Che buona la vita!» E tutti si sono messi a ridere.

(Jonathan, 5 anni)

GLI ADDITIVI

Saperne di più per poter scegliere

Come abbiamo detto in precedenza, il discorso sugli additivi è necessariamente tecnico, ma lo sforzo che è richiesto per la sua lettura è indispensabile se vogliamo essere consapevoli di ciò che diamo da mangiare ai nostri bambini.

Questo, dunque, è un capitolo da tenere a portata di mano e consultare ogni volta che siamo in dubbio sulla composizione di un prodotto.

Quando abbiamo un momento di tranquillità, leggiamone l'etichetta, e confrontiamola con le tabelle proposte in queste pagine. In breve tempo, diventeremo dei veri 'esperti', e saremo in grado, dopo una veloce lettura degli ingredienti, di scegliere per i nostri figli i prodotti più genuini.

Gli additivi: che cosa sono

Sono additivi tutte le sostanze che vengono utilizzate allo scopo di migliorare le qualità organolettiche di un alimento, vale a dire: gusto, sapore, aspetto, odore, oppure per conservare nel tempo le caratteristiche chimiche e fisiche dell'alimento in modo che non si alteri. Gli additivi, quindi, non aggiungono un valore nutritivo agli alimenti ma, per usare un termine che si applica alla bellezza, svolgono sostanzialmente un ruolo cosmetico.

Quali sono gli additivi? Che effetto hanno sull'alimento? Che conseguenze comportano per la nostra salute?

A che cosa servono

A seconda della loro azione, gli additivi sono suddivisi in diverse categorie: conservanti, acidificanti, antiossidanti, e così via.
Alcuni additivi possono svolgere contemporaneamente vari compiti: in tal caso sono classificati nella categoria corrispondente alla loro funzione principale.

Conoscere le varie categorie di additivi aiuta a farsi un'idea del tipo di lavorazione che l'alimento ha subìto prima di arrivare sugli scaffali dei negozi.
Più il prodotto è carico di additivi, maggiore è il rischio che possa contenere sostanze nocive per l'organismo.

Come regola generale, è buona norma controllare l'etichetta dei prodotti che compriamo, e scegliere quelli dalla composizione più semplice possibile.

Acidificanti

Sono sostanze che cambiano il grado di acidità di un alimento: prevengono la crescita di microrganismi nocivi, intensificano o conservano il gusto in caso di frutta e ortaggi confezionati. A volte, mascherano sapori indesiderabili. L'aceto usato dalle nonne per conservare i cetrioli è un antico e innocuo esempio di questa tecnica.

Addensanti e gelificanti

Servono a favorire la coesione di sostanze diverse e ad aumentare la pastosità di alimenti che contengono molta acqua, come per esempio gelati o marmellate. Hanno la proprietà di trattenere grandi quantità di liquidi, dando al prodotto una consistenza morbida e facilmente spalmabile. Le industrie fanno largo uso di questi additivi per dar volume ai gelati ed ai formaggi freschi.

Per legge, addensanti e gelificanti devono possedere particolari requisiti di purezza, per evitare che contengano tracce di sostanze tossiche. Le pectine, che si usano anche per preparare le confetture casalinghe, ne sono un esempio.

Aromatizzanti

Sono sostanze che, aggiunte in quantità molto piccole a un alimento, ne esaltano l'aroma, oppure lo mascherano.
In etichetta non è obbligatorio elencarle singolarmente; è sufficiente dichiarare che il prodotto contiene aromi. Si distinguono in *aromi naturali* e *aromi artificiali*.

- **Aromi naturali.** Sono ricavati per macerazione, spremitura o distillazione dei vegetali.

- **Aromi artificiali.** Sono prodotti in laboratorio, e sono di due tipi: alcuni hanno una struttura chimica simile agli aromi che esistono in natura, altri sono completamente inventati dall'uomo.

Gli aromi hanno lo scopo di impreziosire il sapore e accentuare il profumo del cibo. L'ideale sarebbe aromatizzare il cibo a casa, aggiungendo le spezie e gli odori che preferiamo. Spesso il gusto dei cibi industriali è troppo accentuato, induce a un consumo eccessivo del prodotto, rende dipendenti da un sapore artificiale di cui, dopo un po', non si riesce più a fare a meno.

Coloranti

Servono a dare colore a un alimento, rendendolo più 'attraente'. Dal punto di vista nutritivo sono assolutamente inutili e, in alcuni casi, dannosi. L'industria si basa sull'immagine che ci siamo fatti di un prodotto per colorarlo secondo i nostri desideri. L'essenza naturale di menta ne è l'esempio più lampante: è incolore, ma, in molti casi, è addizionata con un po' di colorante verde, perché tutti si aspettano che la menta sia verde.

I colori più stravaganti e sgargianti, ma spesso anche meno salutari, sono dedicati ai bambini. Giocando sulla loro attrazione per le cose molto variopinte, i piccoli vengono convinti dalla pubblicità a far comprare ai genitori un'infinita quantità di 'cianfrusaglie' gastronomiche composte unicamente da zuccheri e sostanze chimiche fantasiose.

Conservanti

Sono sostanze, per lo più prodotte in laboratorio, in grado di arrestare i processi che portano al deterioramento degli alimenti. Per legge, devono possedere specifici requisiti di purezza. A seconda del loro tipo di azione, si suddividono in *antimicrobici* e *antiossidanti*.

- **Antimicrobici.** Sono conservanti che bloccano lo sviluppo di muffe e batteri in quegli alimenti che, contenendo molta acqua, possono facilmente guastarsi.

- **Antiossidanti.** Hanno il compito di evitare l'irrancidimento dei grassi e qualsiasi altra alterazione che si verifica quando l'alimento viene a contatto con l'ossigeno dell'atmosfera (per esempio, l'imbrunimento del colore di una salsa).

Gli antimicrobici svolgono una funzione utile, ma non indispensabile. Da sempre l'uomo ha risolto il problema della conservazione degli alimenti con tecniche come la salatura, l'affumicatura, l'invecchiamento, la conservazione sott'olio o sott'aceto che, oltre a mantenerli nel tempo, li arricchivano di sapori e di sostanze nutritive assenti nel prodotto originale. Molte di queste tecniche sono andate in disuso, e si preferisce la scorciatoia dell'additivo chimico.
Oggi però abbiamo la possibilità di scegliere cibi che si conservano a lungo senza dover ricorrere a sostanze chimiche, come per esempio i cibi surgelati, liofilizzati, conservati sottovuoto oppure in atmosfera controllata.

Edulcoranti

'Edulcorare' significa 'rendere dolce', e gli edulcoranti hanno un potere dolcificante che può arrivare a essere 3000 volte più potente di quello del saccarosio.
La pubblicità ci ha convinti a utilizzarli perché, a differenza dello zucchero che apporta 4 calorie per grammo, gli edulcoranti ne sono assolutamente privi.

Emulsionanti, sali di fusione, stabilizzanti

Gli emulsionanti consentono una migliore miscelazione tra grassi e acqua. Appartengono a questa cate-

goria i mono e i digliceridi di acidi grassi e i tensioattivi. Sono utilizzati per alcuni prodotti da forno, per esempio pane, dolci, biscotti, allo scopo di aumentarne la friabilità.
I sali di fusione, aggiunti a scarti di lavorazione, permettono di ottenere un prodotto omogeneo e spalmabile. Gli stabilizzanti evitano la separazione dei componenti di un alimento e sono utilizzati nelle bevande, nei formaggini e in moltissimi altri prodotti.

Il loro ruolo è essenzialmente 'cosmetico'. Assicurano all'alimento una omogeneità che l'equivalente casalingo non può ottenere, mascherano i difetti, ma, al tempo stesso, standardizzano e appiattiscono il sapore.

Gli additivi del pane e degli altri prodotti da forno

Un buon pane non ha bisogno di additivi e conservanti. Tuttavia, nel pane di produzione industriale o nei pani speciali vengono aggiunte sostanze per prolungarne la conservazione e correggere difetti di produzione (tra i vari prodotti da forno, il pan carré è quello maggiormente carico di additivi. Nonostante sia comodo da usare per preparare i toast, non andrebbe dato abitualmente ai bambini; in sua sostituzione si può usare un buon pane casereccio tagliato a fette). Ecco le più utilizzate.

- **Alcol etilico.** Serve a diluire gli antiossidanti che si aggiungono alla farina per evitare che subisca alterazioni. Nella farina ne rimangono solo tracce.

- **Emulsionanti E 472.** Sono permessi nella misura dello 0,2%. Servono per facilitare la miscela delle farine e dei liquidi. Non sono tossici.

- **Acido ascorbico o L-ascorbico.** È il nome scientifico della vitamina C. Impedisce l'irrancidimento della farina. Non è tossico.

- **Carbonato sodico E 500 e carbonato di ammonio E 503.** Sono polveri lievitanti. A lungo andare possono modificare l'acidità del

Prodotto	Acqua	Proteine	Grassi	Carboidrati	Fibre	Minerali	Calorie
Pane tipo 00	24,4	8,2	0,4	66,5	-	0,5	290
Pane tipo 1	29,2	8,9	0,6	60,3	0,2	0,8	267
Pane integrale	33,0	8,6	1,3	53,8	1,7	1,6	243
Pane all'olio	29,6	7,7	5,8	56,3	-	0,6	302
Grissini	8,1	11,3	12,9	67,0	0,2	0,5	433
Cracker	6,0	9,4	9,0	74,4	-	1,2	428

sangue, rendendolo più alcalino, limitando le sue funzioni. Si utilizzano in molti prodotti da forno.

- **Polifosfati E450.** Oltre che nel pane, sono presenti in molti altri alimenti: prosciutti cotti, insaccati, budini, bibite a base di cola... I bambini devono limitarne il consumo, perché queste sostanze 'sequestrano' il calcio che viene poi espulso dall'organismo. Un'eccessiva assunzione potrebbe portare a una carenza di calcio.

- **Alfa amilasi.** È un enzima il cui compito è di separare l'acqua dall'amido. Non è tossico.

Additivi utili, innocui o dannosi

Come si è visto, molti additivi hanno solo un'azione di abbellimento.

- È il caso dei coloranti, che non modificano assolutamente il sapore del prodotto, ma sono utilizzati unicamente per renderlo più piacevole alla vista. Questi additivi potrebbero essere eliminati senza alcuna conseguenza negativa; anzi, la loro eliminazione non farebbe altro che garantire meglio la genuinità del prodotto. Molti coloranti, inoltre, sono controindicati a chi soffre di asma o è allergico all'aspirina.
Se si scorre la lista pubblicata dal Center for Science in the Public Interest degli additivi ritirati dal commercio perché sospettati di causare il cancro e altre gravi malattie, sono proprio i coloranti quelli che appaiono più frequentemente. Né si può escludere che in futuro si scopra che altri coloranti, in passato approvati per l'uso, siano nocivi. Dalla tabella proposta alla pagina successiva risulta l'insistenza con cui le industrie alimentari hanno più volte tentato di inventare nuovi coloranti per sostituire quelli ritirati a causa della loro nocività.

- Altri additivi, come addensanti, aromatizzanti, edulcoranti, gelificanti, sali di fusione, tensioattivi, servono a rendere presentabili prodotti di scarso valore nutritivo o che hanno difetti di fabbricazione.
Utilizzandoli abitualmente, soprattutto per i bambini, si abituano i piccoli a gusti artificiali, e questo impedisce loro di accettare i sapori più semplici dei cibi naturali.
Un esempio tipico è quello delle bibite: molte persone, infatti, non riescono più a consumare un pasto bevendo semplicemente acqua. Sentono la necessità di bevande gassate e dolcificate. Ma, piuttosto che soddisfare la sete, le bibite dolcificate contribuiscono ad aumentarla, incrementandone in tal modo il consumo.

- Gli antiossidanti e gli antimicrobici sono necessari per la conservazione del cibo prodotto industrialmente. In molti casi, potrebbero essere eliminati, se si osservassero migliori condizioni igieniche oppure si adottas-

Gli additivi ritirati dal commercio

Additivo	Tipo	Motivo del ritiro
Arancio 1	Colorante	Causa danni a diversi organi del corpo.
Arancio 2	Colorante	Causa danni a diversi organi del corpo.
Arancio B	Colorante	È cancerogeno.
Ciclamati	Edulcoranti	Sono sospettati di causare il cancro.
Cinnamomo	Aroma	Causa cancro al fegato.
Dietile pirocarbonato	Conservante	È cancerogeno.
Giallo 1 e 2	Colorante	Causa lesioni all'intestino.
Giallo 3 e 4	Colorante	Causa danni al cuore.
Olio di calamo	Aromatizzante	Causa cancro al fegato.
Rosso 1	Colorante	Causa cancro al fegato.
Rosso 2	Colorante	È sospettato di causare il cancro.
Rosso 4	Colorante	Causa danni ai reni in animali di laboratorio.
Rosso 32	Colorante	È sospettato di causare il cancro.
Verde 1	Colorante	Causa cancro al fegato.
Sali di cobalto	Stabilizzanti	Causano danni al cuore.
Violetto	Colorante	È cancerogeno.

Fonte: Center for Science in the Public Interest, 1999.

sero altri processi lavorativi, come la surgelazione e la conservazione sottovuoto o in atmosfera controllata. A volte, come antiossidanti si utilizzano vitamine sintetiche che svolgono un ruolo positivo per l'organismo.

Come leggere le etichette

Prima di comprare un alimento, è buona abitudine controllare accuratamente le etichette. Dalla loro lettura si ricavano molte informazioni sull'effettiva composizione del prodotto che si acquista, che sono indispensabili se vogliamo scegliere cibi più sani e meno manipolati.

Le normative riguardanti l'etichettatura degli alimenti sono contenute nella direttiva europea 2000/13/CE, ma non tutte sono già operative.

Con le nuove disposizioni, i rappresentanti degli Stati europei si sono preposti di essere più trasparenti nell'informare il consumatore. «Le etichette,» si dice nel documento, «non devono indurre in errore l'acquirente o attribuire ai prodotti alimentari proprietà medicamentose.» Per legge, le etichette si devono attenere a regole precise.

- **Gli ingredienti devono essere elencati in ordine di peso.** L'ingrediente che è elencato per primo in etichetta è quello presente in percentuale più elevata. Le nuove disposizioni europee richiedono anche l'indicazione della percentuale di ciascun ingrediente. Questo è molto importante per il consumatore. In passato, infatti, era possibile chiamare un prodotto «*cracker di frumento integrale*» ed elencare tra i suoi ingredienti: farina di frumento 00 e farina integrale di frumento... senza però indicare la percentuale dei due ingredienti. Poteva quindi succedere che, nei cracker cosiddetti 'integrali', la farina integrale fosse in realtà l'1%, e quella di tipo 00 il 70%. Con la nuova normativa, non è più possibile: è obbligatorio specificare la quantità delle due farine.

- **Gli ingredienti devono essere elencati in modo distinto dagli additivi.**

La lista degli additivi deve essere preceduta, in etichetta, dalla parola *contenente* o *contiene*. Come è risaputo, gli ingredienti forniscono un apporto nutritivo, mentre gli additivi ne sono privi.

- **Ciascuna famiglia di additivo è individuata da una sigla**, composta dalla lettera E (Europa), per indicare che la sostanza è riconosciuta dalla Comunità Europea, seguita da un numero che individua la categoria cui appartiene l'additivo:

- E100-E180: coloranti;
- E200-E290: conservanti;
- E300-E321: antiossidanti;
- E322-E483: emulsionanti, stabilizzanti, addensanti, gelificanti, acidificanti.

- **La dose giornaliera ammessa (DGA)** è la quantità di un singolo additivo che si può assumere giornalmente senza accusare effetti negativi per la salute.

Per esempio, la DGA dell'antimicrobico acido benzoico, E210, è di 5 mg per kg corporeo. Ciò significa che un uomo che pesa 70 kg ne può assumere 5 mg x 70 kg = 350 mg il giorno. Un bambino che pesa 20 kg ne potrà invece assumere 5 mg x 20 kg = 100 mg.

La DGA è quindi un dato da osservare attentamente, per evitare che l'additivo faccia male a un bambino.

Non è detto che una sostanza che non abbia limiti di DGA sia completamente sicura. Per determinare la DGA, infatti, non si conducono esperimenti direttamente sugli uomini, bensì su topi di laboratorio che, normalmente, ma non sempre, reagiscono alle sostanze nocive in un modo simile a quello dell'uomo. A volte, una DGA ritenuta innocua è stata poi ridotta dalle autorità competenti, dopo che si sono manifestati effetti negativi sull'uomo.

Esemplare è la storia dell'acido benzoico (E210) e del benzoato di sodio (E211), due antimicrobici utilizzati in bevande non alcoliche, come per esempio le aranciate. Nel 1963 la DGA fu stabilita a 500 mg per litro; 3 anni dopo fu abbassata a 300

mg, e nel 1969 le autorità la ridussero a 200 mg. Nel 1976 si è deciso di portarla a 160 mg.
Per evitare qualsiasi rischio, come regola generale, si dovrebbe, per quanto è possibile, in particolare nel caso dei bambini, scegliere alimenti privi di additivi.

Perché possono essere pericolosi

Nessuno sa con precisione quali siano, nel lungo periodo, le conseguenze degli additivi alimentari sull'organismo.
Mancano ricerche sulle interazioni dei diversi additivi. Questo tipo di studi è estremamente difficile da condurre ed è molto costoso: per questa ragione non viene fatto nemmeno per i medicinali.
È però probabile che l'assunzione abituale di alimenti contenenti diversi additivi abbia sull'organismo un effetto negativo molto superiore a quello che potrebbe verificarsi assumendo un singolo additivo.

Alcuni additivi, pur essendo innocui per la maggior parte della popolazione, possono causare allergie in alcune persone. È spesso il caso dei coloranti. Una ricerca condotta sui ghiaccioli dalla facoltà di Scienze dell'Alimentazione dell'Università di Milano ha verificato che, a volte, contengono coloranti che causano allergie in alcuni bambini.
Nonostante le assicurazioni delle autorità, l'innocuità di alcuni additivi è stata messa in dubbio da alcuni studiosi.
Diamo qui un elenco degli additivi che maggiormente sono stati messi in discussione.

Acido benzoico (E210)

È un conservante antimicrobico, ammesso per conservare bevande a base di succo di frutta, gassate e non gassate. La pastorizzazione delle bevande otterrebbe gli stessi effetti senza bisogno di ricorrere a conservanti, ma è assai più costosa.

La DGA dell'acido benzoico è di 5 mg per kg di peso corporeo. È ammessa l'aggiunta di 160 mg per litro di bevanda. Prendiamo allora come esempio un bambino di 18 kg che, nel corso della giornata, beve una bottiglia di 750 ml di questa bevanda. Facciamo il conto: dato che pesa 18 kg, la dose ammessa per lui è 5 mg x 18 kg = 90 mg.
Nel corso della giornata beve 0,750 ml di bevanda x 160 mg di acido benzoico = 120 mg di acido benzoico: dunque, ben oltre i 90 mg ammessi.
L'acido benzoico e tutti i suoi derivati, come il *benzoato di calcio*, *di potassio*, *di sodio*, causano in alcune persone una reazione allergica.
I bambini più a rischio sono quelli che soffrono di asma o di orticaria.
Secondo i risultati di numerose ri-

cerche condotte negli Stati Uniti, fino al 44% di chi soffre di asma o di orticaria risulta allergico ai composti di acido benzoico.

Acido ortofosforico (E338)

È un acidificante presente in molte bevande gassate e in tutte le bevande a base di cola, per le quali è ammessa l'aggiunta di 600 ml per litro. Il fosforo è utile per il nostro organismo, ma un suo eccesso 'cattura' il calcio, sottraendolo alle ossa.

Aldeide formica (E240)

Conosciuta con il nome di 'formaldeide', viene aggiunta a certi formaggi per evitare che si gonfino. In base ad alcuni studi, si sospetta che, a dosi elevate, possa causare alterazione del patrimonio genetico.

Anidride solforosa (E220)

È la capostipite di una numerosa famiglia di conservanti, tutti contenenti solfiti (E 221-227). La DGA è bassa: 0,7 mg per kg di peso. Oltre che ai vini bianchi di qualità scadente, l'anidride solforosa è aggiunta anche alla frutta secca per distruggere insetti e microrganismi. Gli effetti negativi sono molti.

- Può influire sull'assimilazione delle vitamine del gruppo B.
- Quando la quantità introdotta in breve tempo è più alta di quella che il fegato riesce a smaltire, questa sostanza attraversa la barriera cerebrale e dà origine al classico 'cerchio alla testa', tipico di chi beve vini bianchi di scarsa qualità.
- Nelle persone predisposte, come per esempio chi soffre di asma, l'anidride solforosa, anche a dosi basse, causa vomito, disturbi intestinali, eruzioni sulla pelle e mancanza di respiro.

Aspartame

È un dolcificante artificiale composto da acido aspartico, fenilalanina e metanolo. Nonostante sia stato approvato come edulcorante, molti scienziati nutrono dubbi sulla sua innocuità. Richard Wurtman, uno studioso dei rapporti tra cervello e alimentazione, è convinto che l'aspartame abbia un'influenza negativa sullo stato d'animo delle persone. Altri studiosi sono più preoccupati dei danni che il metanolo, uno dei tre componenti dell'aspartame, può avere sulla salute. È infatti noto che il metanolo in certe quantità è velenoso, ma non se ne conoscono le conseguenze se è preso a piccole dosi per lunghi periodi di tempo.

Azorubina (E122) e tartrazina (E102)

Sono coloranti rossi, controindicati in chi è allergico all'aspirina e agli asmatici. Possono provocare eruzioni sulla pelle.

Butil-idrossi-anisolo (E320)

È un antiossidante utilizzato nella produzione di certi tipi di gomma da masticare, margarine, grassi idrogenati e patatine fritte.
Ha una DGA molto bassa: 0,1 mg per kg corporeo, una quantità che può essere facilmente superata.
Alcuni studi condotti sui topi hanno rilevato che somministrazioni superiori alla dose consigliata provocano gravi disturbi ai reni, aumentano il tasso di colesterolo e quello dei grassi nel sangue.

Butil-idrossi-toluolo (E321)

È un antiossidante presente in certe gomme da masticare, margarine, grassi idrogenati e patatine fritte. Ha una DGA molto bassa: 0,1 mg per kg corporeo. Studi condotti su topi cui è stato somministrato questo additivo hanno dimostrato una diminuizione della sopravvivenza nei nuovi nati. Altri studi hanno indicato che accelera la comparsa dei tumori. Alcune ricerche, invece, hanno rilevato che inibisce l'azione delle sostanze cancerogene. Sono ancora in corso studi per chiarire queste affermazioni contraddittorie.
A dosi elevate, provoca disturbi ai nervi e danni al fegato.

Eritrosina (E127)

È un colorante rosso fluorescente utilizzato per caramelle, gelati e ghiaccioli. È stato vietato dagli Stati Uniti, perché sospettato di produrre danni al sistema nervoso.

Gallato di dodecile (E312) e gallato di ottile (E311)

Sono antiossidanti utilizzati in certi grassi e negli oli, eccetto che nell'olio di oliva.
Studi condotti su topi di laboratorio hanno evidenziato danni alle mucose e una diminuzione delle capacità riproduttive. In alcuni individui, l'E311 provoca allergie.

Glutammato monosodico (E621)

È presente naturalmente nella salsa di soia, un condimento utilizzato abbondantemente nella cucina cinese.
In passato, si è pensato che causasse la cosiddetta *sindrome da ristorante cinese*: prurito, senso di oppressione al petto, mal di testa.
Nel 1994, la rivista ufficiale dell'Associazione dietetica americana, 'The Journal of American Dietetic Association', dopo aver esaminato gli studi pubblicati sulle riviste scientifiche di tutto il mondo, dichiarava: «Non vi è alcuna evidenza che dimostri che l'uso del glutammato monosodico danneggi le funzioni del cervello o che ponga dei rischi alla salute pubblica».
Si ritiene che la 'sindrome da ristorante cinese' sia dovuta a ipersensibilità o intolleranza al glutammato

monosodico, così come alcune persone hanno l'ipersensibilità al pelo di gatto o al polline di un fiore. La sindrome, se pur fastidiosa, scompare nel giro di 2-3 ore senza lasciare conseguenze.

Gomma adragante (E413) e gomma arabica (E414)

Sono utilizzate come addensanti e gelificanti.
In alcune persone possono provocare reazioni allergiche con la comparsa di riniti e di asma.

Nitrato di potassio (E252), nitrato di sodio (E251), nitrito di potassio (E249) e nitrito di sodio (E250)

Sono tutti antimicrobici presenti nelle carni in scatola, nei salumi, nella carne trita: ne preservano il colore rosso, impedendo che il prodotto si imbrunisca a contatto con l'aria.
Nei lattanti e nei bambini in tenera età possono ostacolare il trasporto dell'ossigeno nel sangue. Combinandosi con alcune sostanze dette *ammine*, presenti nell'intestino, formano le *nitrosammine*, considerate potenti cancerogeni.
Se si consumano molti salumi e carni in scatola si corre il rischio di superare le dosi ammesse, che per i nitrati sono 5 mg per kg corporeo, per i nitriti 0,2 mg.

Polifosfati E450 e pirofosfati (E450 a-ii, a-iii, a-iv)

A base di fosforo, i polifosfati e i pirofosfati sono ampiamente utilizzati come addensanti, gelificanti, stabilizzanti e sali di fusione, particolarmente per la produzione di alcuni formaggini fusi e di certi tipi di prosciutto cotto (allo scopo di trattenere l'acqua e farlo pesare di più).
Il fosforo 'sequestra' il calcio, che viene espulso con le urine. Se l'apporto di calcio non è adeguato, in coloro che consumano molti prodotti contenenti fosfati si può verificare una carenza di questo minerale. Secondo alcuni studi, un eccesso di polifosfati sarebbe responsabile di allergie e di iperattività nei bambini.

Saccarina

Ufficialmente, la saccarina è ammessa solo per i prodotti dietetici, e la sua vendita permessa unicamente nelle farmacie. Tuttavia si trovano in commercio molti prodotti, come bibite gassate e dolcificanti, che contengono questa sostanza.
Negli Stati Uniti la saccarina è stata prima ritirata, poi di nuovo ammessa al consumo. L'Istituto Nazionale per il Cancro degli Stati Uniti ha ribadito che la saccarina, se somministrata ai topi, nel corso di due generazioni provoca il cancro.

Tabelle per una rapida consultazione

Per facilitare una rapida consultazione sugli effetti dei principali additivi, forniamo alcune tabelle relative ai coloranti, ai conservanti e agli antiossidanti. Gli additivi elencati come 'sospetti' sono quelli che, stando ai risultati di alcune ricerche scientifiche, hanno causato reazioni allergiche oppure danni all'organismo.

In un'altra tabella elenchiamo i prodotti dove più frequentemente si trovano additivi.

(*Fonte*: Center for Science in the Public Interest, 1999.)

I coloranti

Innocui	Sospetti
E100 curcumina	E102 tartrazina
E101 lattoflavina	E104 giallo di chinolina
E140 clorofilla	E110 giallo arancio S
E153 carbone vegetale	E120, E124 cocciniglia
E160 carotenoidi	E122 azorubina
E161 xantofilla	E123 amaranto
E162 betanina	E127 eritrosina
E163 antociani	E131 blu patent V
	E142 verde acido brillante BS
	E150 caramello ammoniacale
	E151 nero brillante BN

I conservanti

Innocui	Sospetti
E200 acido sorbico	E210 acido benzoico
E201 sorbato di sodio	E212-219 composti benzoici
E202 sorbato di potassio	E220-227 anidride solforosa*
E203 sorbato di calcio	E230 difenile
E260 acido acetico	E236 acido formico
E261 acido propionico	E240 aldeide formica
E262 acetato di sodio	E250 nitrito di sodio
E263 acetato di calcio	E251 nitrato di sodio
E290 anidride carbonica	E252 nitrato di potassio

** L'anidride solforosa e i composti dello zolfo non compaiono nelle etichette. Possono essere usati nel vino, nella birra, nei succhi di frutta e nella frutta secca.*

Gli antiossidanti

Innocui	Sospetti
E300 acido L-ascorbico	E310-312 gallati di ottile
E301-304 derivati dell'acido ascorbico	E320 butil-idrossi-anisolo
E306-309 vitamina E, tocoferoli	E321 butil-idrossi-toluolo
E322 lecitine	E325-327 lattati
E330-333 citrati	E338 acido ortofosforico
E334 acido tartarico	E339-341 ortofosfati: possono trasformarsi in polifosfati
E335-337 tartrati	

Dove si trovano gli additivi

I prodotti	Gli additivi
Prodotti da forno, farine, fiocchi di cereali, miscele pronte per torte, gelati, gelatine, formaggi fusi, margarine, cioccolato, sale iodato	**E211**, **E250**, E280, E300, **E320-321**, E333, E400-405, E407, E 422, E440, E460-461, guar, sodio alluminosilicato
Torte, biscotti, pane, cracker, burro, bevande gassate	E500, E330, E270, E334
Torte speziate, yogurt, minestre, formaggi, confetture, bevande gassate, gomme da masticare	E150, E621, carotenoidi, **aspartame**, **saccarina**, fruttosio

In ***grassetto*** *sono evidenziate le sostanze sospette.*

Come difendersi

In gran parte, gli alimenti possono essere consumati freschi. I cibi essenziali, come carne, pesce, formaggi di tipo tradizionale, legumi, pane, pasta e altri cereali, in genere non contengono additivi.
I cibi che contengono maggiori quantità di additivi sono quelli pronti o in scatola, certi tipi di merendine, dolci, gelati e semifreddi preconfezionati.

- È bene preferire alimenti conservati secondo i metodi tradizionali: con alcol, olio, aceto, sale, salamoia, oppure tramite essiccazione o stagionatura; spesso, oltre a conservare l'alimento, questi metodi ne migliorano e ne arricchiscono il sapore.

- In gran parte, i prodotti surgelati sono privi di additivi. Se ben conservati, gli alimenti surgelati offrono una valida alternativa ai prodotti conservati con additivi chimici.

L'influenza del cibo sul comportamento

Come insegnavano i maestri ayurvedici e taoisti, il cibo non influisce unicamente sulla salute fisica, ma anche su quella mentale.

Nel 1985, su 'Lancet', una tra le più autorevoli riviste mediche del mondo, un gruppo di studiosi pubblicò i risultati di una ricerca condotta su bambini affetti da iperattività: un disturbo che si manifesta con aggressività abituale, violenza, incapacità di concentrarsi e di prestare attenzione.

Per controllare se il comportamento di questi bambini fosse da collegare al tipo di cibo che consumavano, fu chiesto alle famiglie di somministrare ai bambini il cibo sospetto racchiuso in capsule anonime. Dato che né il bambino né i genitori sapevano quali capsule contenessero il cibo messo sotto accusa, il giudizio sulla condotta dei bambini non sarebbe stato influenzato dal fatto di essere consci di assumere o meno il cibo incriminato.

Tutte le famiglie che presero parte all'esperimento, pur senza conoscere il contenuto delle capsule somministrate ai bambini, dalla semplice osservazione del loro comportamento riuscirono ad accorgersi se le capsule contenessero o no la sostanza sospetta.

Tra gli alimenti che risultarono causare il maggior numero di problemi vi erano quelli che contengono un conservante, l'acido benzoico (E210), che viene aggiunto a diverse bibite, e un colorante, la tartrazina (E102), utilizzato in caramelle e dolciumi.

Le reazioni dei bambini agli alimenti

Alimenti	Numero di reazioni negative
Colorante E102 o conservante E210	79
Soia	73
Latte di vacca	64
Cioccolato	59
Uva	50
Frumento	49
Arance	45
Formaggio di vacca	40
Uova di gallina	39
Noccioline	32

Fonte: 'Lancet', 1985.

Seguivano poi la soia e il latte, che in molte merendine per bambini appaiono come la principale fonte di proteine, e il cioccolato.

Lo studio di 'Lancet' ha confermato la teoria proposta da Benjamin Feingold, un medico americano che, dopo avere studiato 1200 casi, aveva, per primo, avanzato l'ipotesi che i coloranti e i conservanti alimentari fossero all'origine del comportamento iperattivo.

Oggi, numerosi studi hanno confermato l'ipotesi di Feingold, e molti medici consigliano una dieta priva di additivi chimici per i bambini che manifestano un atteggiamento violento e aggressivo.

Bibliografia

C. Aubert *Il grande manuale della cucina naturale*, red edizioni, Novara

A. Bartolini *Cibo sicuro*, Fabbri Editori, Milano

M. Bernardi *Il nuovo bambino*, Rizzoli, Milano

S. Caselli, A. Rubini *La farmacia degli alimenti. Guida agli additivi*, Meb, Padova

G. Cogni *Ahamannam: io sono cibo*, Edizioni Mediterranee, Roma

G. Donegani, G. Menaggi *Manuale di merceologia e scienza dell'alimentazione*, Franco Lucisano Editore, Milano

M. Harris *Buono da mangiare*, Einaudi, Torino

N. Laniado, G. Pietra *Alimenti super della salute*, red edizioni, Novara

H.C. Lu *Curarsi con i cibi secondo la dietetica cinese*, red edizioni, Novara

M.T. Murray *Il potere curativo dei cibi*, red edizioni, Novara

Indice